RECHERCHES

SUR

L'INTRODUCTION ACCIDENTELLE

DE

L'AIR DANS LES VEINES,

ET PARTICULIÈREMENT SUR CETTE QUESTION :

L'air, en s'introduisant spontanément par une veine blessée pendant une opération chirurgicale, peut-il causer subitement la mort?

PAR J.-Z. AMUSSAT.

PARIS.

GERMER BAILLIÈRE, LIBRAIRE-ÉDITEUR,

RUE DE L'ÉCOLE-DE-MÉDECINE, 17 BIS.

LONDRES,
H. Baillière, 219, Regent street.

LEIPZIG,
Brockhaus et Avenarius, Michelsen.

LYON,
Savy, 49, quai des Célestins.

FLORENCE,
Ricordi et Cie, libraires

MONTPELLIER, Castel, Sevalle.

1839

102
Td 36.

T.3608.
Q.e.

RECHERCHES

SUR

L'INTRODUCTION ACCIDENTELLE

DE

L'AIR DANS LES VEINES.

Imprimerie de FÉLIX MALTESTE et Cie, rue des Deux-Portes-Saint-Sauveur, 18.

RECHERCHES

SUR

L'INTRODUCTION ACCIDENTELLE

DE

L'AIR DANS LES VEINES,

ET PARTICULIÈREMENT SUR CETTE QUESTION :

L'air, en s'introduisant spontanément par une veine blessée pendant une opération chirurgicale, peut-il causer subitement la mort?

PAR J.-Z. AMUSSAT.

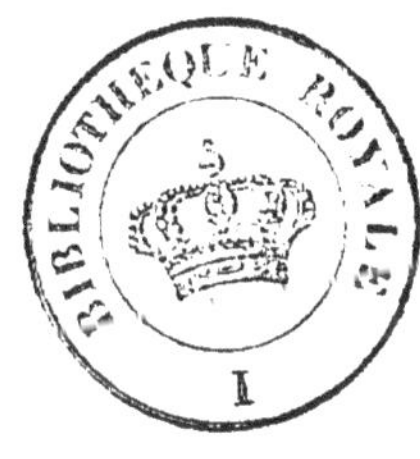
BIBLIOTHEQUE ROYALE

PARIS.

GERMER BAILLIÈRE, LIBRAIRE-ÉDITEUR,

RUE DE L'ÉCOLE-DE-MÉDECINE, 17 BIS.

LONDRES,
H. Baillière, 219, Regent street.

LEIPZIG,
Brockhaus et Avenarius, Michelsen.

LYON,
Savy, 49, quai des Célestins.

FLORENCE,
Ricordi et Cie, libraires.

MONTPELLIER, Castel, Sevalle.

1839

TABLE.

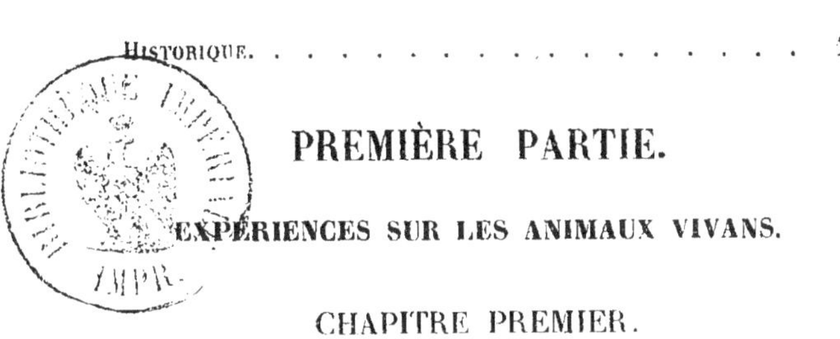

PREMIÈRE PARTIE.

EXPÉRIENCES SUR LES ANIMAUX VIVANS.

CHAPITRE PREMIER.

INTRODUCTION SPONTANÉE DE L'AIR DANS LES VEINES.

CHAPITRE DEUXIÈME.

INTRODUCTION FORCÉE DE L'AIR DANS LES VEINES.

CHAPITRE TROISIÈME.

RECHERCHES EXPÉRIMENTALES SUR LES MOYENS D'EMPÊCHER, D'ARRÊTER OU DE DÉTRUIRE LES EFFETS DE L'INTRODUCTION DE L'AIR DANS LES VEINES.

DEUXIÈME PARTIE.

FAITS OBSERVÉS SUR L'HOMME ET SUR LES ANIMAUX.

TROISIÈME PARTIE.

EXPLICATION DU PHÉNOMÈNE DE L'INTRODUCTION DE L'AIR DANS LES VEINES.

QUATRIÈME PARTIE.

DÉDUCTIONS PRATIQUES.

RECHERCHES

SUR

L'INTRODUCTION ACCIDENTELLE

DE

L'AIR DANS LES VEINES.

RECHERCHES

SUR

L'INTRODUCTION ACCIDENTELLE

DE

L'AIR DANS LES VEINES.

HISTORIQUE.

Dès long-temps on connut les effets funestes de l'*introduction forcée de l'air* dans les vaisseaux. L'expérience, qui consiste à faire pénétrer forcément ce fluide dans les veines pour faire périr un animal plus ou moins promptement, est fort ancienne, comme on peut le voir dans les ouvrages de Morgagni, Haller, Tissot, Portal, etc. Mais *le phénomène de l'introduction spontanée de l'air dans une veine blessée pendant une opération chirurgicale est un fait nouveau.*

L'historique de l'introduction de l'air dans les veines peut être divisé en quatre époques ou périodes.

Les travaux de la *première époque* sont relatifs *aux gaz développés dans le système vasculaire*; ils comprennent tout ce qui a été dit depuis Hippocrate jusqu'à Redi ou Wepfer.

Ceux de la *seconde* ont trait aux expériences faites sur les animaux vivans en *introduisant de force de l'air* dans les vaisseaux. Cette période s'étend depuis Wepfer jusqu'à Bichat.

Ceux de la *troisième* sont relatifs à *la quantité d'air* nécessaire pour faire périr un animal, en le faisant pénétrer dans le système vasculaire; ils sont le résultat des expériences de Bichat et surtout de Nysten.

Enfin, les travaux de la *quatrième époque*, relatifs à la *possibilité du phénomène sur l'homme* pendant une opération chirurgicale, appartiennent exclusivement à M. Magendie.

L'introduction spontanée de l'air, par une veine ouverte, a été constatée pour la première fois en 1806, par le vétérinaire Verrier, dans un cas de saignée de la jugulaire sur un cheval.

Le même phénomène, pendant une opération chirurgicale, n'a été soupçonné ensuite que très-vaguement par les chirurgiens. Le fait, à notre avis, n'a été établi que par M. Magendie après l'accident de Beauchêne qui lui fut raconté par M. Piédagnel. Il est donc inexact de dire pour la question qui nous occupe que les travaux de Bichat et de Nysten n'ont rien laissé à glaner; car ces deux physiologistes ne se sont occupés de ce sujet que sous le rapport physiologique et médical seulement, tandis qu'ils ne disent pas un mot sur la possibilité de l'accident dans une opération chirurgicale. Le premier fait, bien constaté sur l'homme, est de 1818, et les expériences de Nysten datent de 1811. Tout son travail est consacré à la physiologie; il n'en tire aucune déduction pour la chirurgie.

Sans doute les travaux de Bichat et de Nysten ont éveillé l'attention; mais on ne s'est occupé de l'introduction de l'air dans les veines comme accident possible dans les opérations chirurgicales qu'après le mémoire publié par M. Magendie, dans son journal de physiologie (1821). Le même accident étant arrivé à Dupuytren, à Delpech, à M. Roux et à plusieurs autres chirurgiens, on s'est occupé davantage de cette question importante; des articles de journaux et de dictionnaires ont été imprimés, des thèses ont été faites sur ce sujet. Dans mes cours de chirurgie expérimentale, j'ai toujours démontré la possibilité du phénomène de l'introduction spontanée de l'air lorsqu'on blesse une veine *là où s'observe le reflux du sang*, c'est-à-dire autour du sommet de la poitrine. En 1835, dans la séance annuelle de l'Académie royale de médecine, j'ai lu un mémoire sur les hémorrhagies traumatiques dans lequel se trouvent consignées mes recherches sur ce sujet. Il a été inséré dans le tome V des fascicules. Je croyais avoir résolu la question pour tous ceux qui voudraient se donner la peine de répéter les expériences.

En 1836 M. Magendie a fait une leçon spéciale sur ce sujet; elle est imprimée dans le premier volume de ses leçons sur les phénomènes physiques de la vie. Enfin, c'est à l'occasion d'une observation que j'ai communiquée à l'Académie, qu'on a jeté du doute sur cette observation et nié même les faits antérieurs. Une discussion s'est élevée, et il est évident maintenant, qu'elle était nécessaire, indispensable même, pour éclairer ce point important et pour sanctionner un phénomène qui n'était plus douteux pour M. Magendie et pour moi; puisque, comme on le voit, nous nous étions efforcés de l'établir par des expériences directes. J'espère que les faits que nous allons rapporter fixeront définitivement l'opinion des praticiens sur cette question de haute chirurgie.

Il n'est pas inutile, je crois, de faire remarquer que les physiologistes seuls, avant mes recherches, se sont occupés de cette grave question; tous ont insufflé, injecté; M. Magendie le premier a produit le phénomène en facilitant l'entrée de l'air par un tube, et d'après mes recherches j'ai constaté que le *phénomène spontané* de l'introduction de l'air dans le cœur peut avoir lieu à l'état normal par une *simple ouverture faite aux veines, là où s'observe le reflux du sang ou le pouls vei-*

neux. Ces veines sont : les jugulaires, les sous-clavières, les axillaires même, et les branches qui y aboutissent près du sommet de la poitrine.

J'ai divisé mon mémoire en quatre parties.

La première comprend plusieurs séries d'expériences faites sur les animaux vivans;

La deuxième renferme les faits observés sur l'homme;

La troisième est relative à l'explication du phénomène de l'introduction spontanée de l'air dans les veines;

Et la quatrième contient les préceptes pratiques qui découlent des trois premières parties.

Avant de terminer cette introduction, j'ai du plaisir à dire publiquement que j'ai été aidé dans ce travail d'expérimentation et de recherches par M. Le Vaillant, particulièrement, et par MM. Gibon, Pruvost, Forest, Iszenard, Tessereau, et Foucart, mes élèves les plus dévoués.

PREMIÈRE PARTIE.

EXPÉRIENCES SUR LES ANIMAUX VIVANS.

J'ai classé les expériences que j'ai faites sur ce sujet en trois chapitres.

Dans le premier, je range toutes celles qui sont relatives à l'*introduction spontanée* de l'air dans les veines.

Dans le second, toutes celles dans lesquelles l'air est *introduit de force* dans le système veineux.

Et le troisième est consacré à des recherches expérimentales sur les moyens d'empêcher, d'arrêter ou de détruire l'accident.

CHAPITRE PREMIER.

EXPÉRIENCES SUR L'INTRODUCTION SPONTANÉE DE L'AIR, PAR UNE VEINE BLESSÉE.

L'air peut-il pénétrer spontanément par une veine ouverte accidentellement ou à dessein, et produire subitement la mort? Telle est la question qu'il s'agit de résoudre.

Commençons par établir que l'air ne peut s'introduire spontanément par toutes les veines.

Mes recherches expérimentales m'ont appris que ce phénomène ne peut avoir lieu à l'état normal, *que dans les veines où se fait le reflux du sang*, ce qu'on désigne sous le nom *de pouls veineux*. Ces veines sont toutes celles qui se trouvent à la partie antérieure du cou, à la partie supérieure de la poitrine et dans l'aisselle; on pourrait circonscrire *l'espace dangereux* par deux lignes semi-elliptiques allant d'une aisselle à l'autre, l'une au-dessus des clavicules, l'autre au-dessous.

Mais si on suppose les veines canalisées comme des artères, le phénomène pourra avoir lieu beaucoup plus loin.

Avant de lire les détails de ces expériences, il est fort utile de faire remarquer que les résultats sont très différens, selon que les animaux sont dans l'état normal, ou selon qu'ils ont été affaiblis par la douleur et surtout lorsqu'ils ont perdu une quantité notable de sang.

J'ai divisé ce chapitre en trois sections ou séries d'expériences :

Dans la première, j'ai classé toutes celles qui sont relatives à l'introduction spontanée de l'air dans les veines d'animaux *à l'état normal.*

Dans la deuxième, j'ai rangé toutes les expériences qui démontrent l'influence de la *soustraction d'une certaine quantité de sang* retirée avant la production du phénomène spontané.

Et dans la troisième, j'ai eu pour but de prouver qu'en *canalisant* les veines, on peut produire le phénomène spontané beaucoup plus loin qu'on ne l'observe à l'état normal.

PREMIÈRE SÉRIE.

INTRODUCTION SPONTANÉE DE L'AIR SUR DES ANIMAUX A L'ÉTAT NORMAL.

EXPÉRIENCES SUR LES LAPINS.

PREMIÈRE EXPÉRIENCE.

Introduction spontanée de l'air par une ouverture pratiquée à la veine jugulaire gauche ; mort en une minute et demie ; les cavités droites du cœur seules étaient remplies de sang écumeux.

Sur un lapin arrivé aux deux tiers de son développement, on met à découvert (l'animal étant couché sur le dos) la veine jugulaire gauche dans laquelle on observe, à la partie inférieure du cou, le reflux du sang ou le pouls veineux, isochrone aux mouvemens d'inspiration et d'expiration. Cette veine est ouverte ensuite dans un des points de son étendue où a lieu le phénomène que nous avons décrit. Aussitôt l'air s'introduit dans ce vaisseau en produisant un bruit peu intense, puis l'animal s'agite et crie, sa respiration devient très fréquente et *il meurt une minute et demie* après le commencement de l'expérience.

A l'autopsie faite immédiatement après la mort, nous avons trouvé le côté droit du cœur distendu, ballonné, et en ouvrant ses deux cavités, il s'en est échappé du sang écumeux en très grande quantité.

Les cavités gauches ne contenaient qu'un peu de sang rouge non mélangé d'air.

DEUXIÈME EXPÉRIENCE.

Sur un autre lapin de volume égal au précédent, la même expérience a été faite en ouvrant la *veine jugulaire droite* à la partie inférieure du cou, et *la mort est survenue en 2 minutes*; l'autopsie a donné des résultats semblables à la précédente.

TROISIÈME EXPÉRIENCE.

Sur un lapin de volume à peu près égal aux précédens, la veine jugulaire a été d'abord ouverte au-dessus du lieu où se fait le reflux du sang, *et, comme on s'y attendait*, l'air ne s'est point introduit. La même veine a été ensuite ouverte à la partie inférieure du cou, dans un point où se voyait le reflux du sang; l'air s'est introduit avec bruit et la mort a eu lieu en 3 *minutes*; les lésions cadavériques étaient identiques aux deux autres.

QUATRIÈME EXPÉRIENCE.

Sur un lapin de même âge et de même volume que les précédens, on ouvre la *veine jugulaire droite* à la partie inférieure du cou dans le point où le phénomène que nous étudions se produit toujours, c'est-à-dire là où l'on aperçoit le reflux du sang. Aussitôt, l'air s'introduit avec bruit, la respiration s'accélère beaucoup, et un instant après il sort de grosses bulles d'air pendant l'expiration.

4 minutes après, alors que le phénomène n'a plus lieu, on agrandit inférieurement l'ouverture de la veine, et le bruit qui avait également cessé de se faire entendre recommence plus fort que précédemment; l'animal crie, se débat, rend des crottes, et meurt 1 *minute* après, au moment où il venait d'être placé dans la position verticale.

La mort a eu lieu comme on le voit au bout de 5 *minutes*, à partir du commencement de l'expérience.

Autopsie. — Le côté droit du cœur était ballonné; l'oreillette de ce côté ne contenait que du sang; mais le ventricule correspondant était rempli de sang écumeux. Les cavités gauches ne renfermaient que du sang.

CINQUIÈME EXPÉRIENCE.

Sur un autre lapin qui, par sa force et par son volume, différait peu des précédens, les deux veines jugulaires ont été ouvertes dans le point plusieurs fois indiqué, et la mort, qui a eu lieu en 5 *minutes*, a été précédée par les phénomènes ordinaires. Dans cette expérience, les cavités droites du cœur étaient remplies de sang écumeux. Les cavités gauches étaient vides.

Résumé.—Ainsi sur cinq lapins soumis à ce genre d'expériences, le phénomène a été constant, et la mort est arrivée de 1 à 5 minutes. Plusieurs fois, nous avons trouvé l'oreillette droite *seulement* remplie de sang, c'est-à-dire que l'air avait été chassé par le fluide; mais constamment nous avons trouvé le ventricule droit et l'artère pulmonaire remplis de sang écumeux.

EXPÉRIENCES SUR LES CHIENS.

PREMIÈRE EXPÉRIENCE.

Introduction spontanée de l'air par une ouverture pratiquée à la veine axillaire ; mort une minute après ; les cavités droites du cœur seules étaient remplies de sang écumeux.

Sur un chien de forte taille, bien portant, on ouvre la veine axillaire dans un point assez rapproché de la poitrine. Aussitôt l'air s'introduit avec bruit de lapement très fort et non interrompu; à peine *une minute* s'était écoulée que l'animal est mort après quelques mouvemens convulsifs.

Autopsie faite immédiatement après la mort. —Les cavités droites du cœur étaient distendues ; en les ouvrant, il s'en est échappé une grande quantité de sang écumeux.

Les cavités gauches ne contenaient qu'un peu de sang non mélangé d'air.

DEUXIÈME EXPÉRIENCE.

Introduction spontanée de l'air par une ouverture pratiquée à la partie inférieure de la veine jugulaire droite; mort trois minutes après ; les cavités droites du cœur étaient remplies de sang écumeux.

Sur un griffon de moyenne taille, maigre et assez mal portant, placé verticalement, on a ouvert à la partie inférieure du cou la veine jugulaire droite dans laquelle on voyait très bien le reflux du sang. Aussitôt le bruit de lapement, annonçant l'entrée de l'air, s'est fait entendre : l'animal a poussé des cris et s'est agité. 1 minute après, il n'a plus fait de mouvemens, la respiration s'est suspendue. Cependant il s'est ranimé un peu, la respiration a encore eu lieu pendant quelques instans. Enfin il est mort 3 *minutes* après l'ouverture de la veine.

Autopsie. — Les cavités droites étaient très distendues par du sang écumeux qu'on retrouvait aussi dans l'artère pulmonaire.

La veine jugulaire et la veine faciale du côté gauche contenaient quelques bulles d'air.

TROISIÈME EXPÉRIENCE.

Introduction spontanée de l'air par une ouverture pratiquée à la partie inférieure de la veine jugulaire droite; mort six minutes après; les cavités droites du cœur étaient remplies de sang écumeux.

Sur un boule-dogue de moyenne taille, on fait d'abord la laryngotomie; puis on met à découvert la veine jugulaire droite depuis la poitrine jusqu'à l'embranchement de la faciale. Dans cette veine le pouls veineux n'a pas lieu, et par l'ouverture qu'on y pratique, il n'entre pas d'air, comme on s'y attendait. On observe seulement un phénomène très intéressant. Le sang qui revient des parties supérieures est noir, tandis que celui qui sort par le bout inférieur est rouge et ressemble à du sang artériel. La suture de l'ouverture étant faite, on pique la veine jugulaire à un pouce au-dessous de la faciale; le phénomène que nous avons constaté précédemment se reproduit, de même aussi l'introduction de l'air n'a pas lieu, bien qu'on écarte avec des pinces les lèvres de l'ouverture.

Un instant après, nouvelle ouverture à la veine jugulaire, à dix-huit lignes de la poitrine, sans résultat appréciable.

Enfin, à 5 heures 3 minutes, la même veine est ouverte largement à dix-huit lignes de la poitrine; aussitôt l'air pénètre en produisant un bruit très distinct, et peu après on entend, avec le stéthoscope appliqué sur la région du cœur, un gargouillement bien prononcé. L'accélération de la respiration est manifeste : à 5 heures 5 minutes, défécation et excrétion de l'urine. Le sang qui sort par l'ouverture faite à la veine est écumeux.

A 5 heures 7 minutes, l'animal s'agite et lève la tête.

A 5 heures 9 minutes, 6 *minutes après la production du phénomène*, la respiration n'a plus lieu qu'à de grands intervalles et l'animal meurt sans avoir eu de mouvemens convulsifs.

Autopsie faite immédiatement après la mort. — Le cœur était très distendu. L'oreillette droite avait une couleur noirâtre; en l'incisant, il en est sorti de l'air à l'état libre, puis du sang écumeux.

Le ventricule droit qui présentait encore quelques mouvemens vermiculaires, et qui était crépitant à la pression, contenait beaucoup de sang écumeux.

L'artère pulmonaire était également remplie de sang écumeux.

Les cavités gauches ne contenaient pas une bulle d'air.

Les grandes veines pectorales et les petites veines de cette région, les veines mammaires contenaient de l'air.

Les poumons étaient revenus sur eux-mêmes.

La digestion était terminée, car l'estomac et les intestins grêles ne contenaient, ni matière alimentaire, ni chyle.

QUATRIÈME EXPÉRIENCE.

Introduction spontanée de l'air par une ouverture faite à la partie inférieure de la veine jugulaire droite ; mort dix minutes après ; les cavités droites du cœur seules étaient remplies de sang écumeux.

Sur un chien du volume d'un renard, couché sur une table, on a ouvert la veine jugulaire droite à la partie supérieure du cou ; et, comme on s'y attendait, d'après ce qu'on avait déjà observé, l'air ne s'est point introduit ; mais ayant ouvert la même veine à sa partie inférieure, à onze lignes de la sous-clavière, dans un point où l'on voyait le pouls veineux, le phénomène de l'introduction de l'air a eu lieu avec un bruit de lapement. 10 *minutes après*, on a ouvert la poitrine de l'animal qui paraissait mort et on a constaté la contraction des oreillettes et des ventricules, laquelle a duré 5 à 6 minutes de plus dans le côté droit que dans le côté gauche.

Les cavités droites offraient un ballonnement remarquable, dû au sang écumeux, couleur lie de vin, qu'elles contenaient.

Les cavités gauches renfermaient du sang noir non mélangé d'air.

Les poumons étaient sains.

L'artère pulmonaire et ses divisions principales étaient remplies de sang écumeux.

CINQUIÈME EXPÉRIENCE.

Introduction spontanée de l'air par une ouverture faite à la partie inférieure de la veine jugulaire droite ; mort seize minutes après ; les cavités droites du cœur seules contenaient du sang écumeux.

Sur un chien de forte taille, on a ouvert, à la partie inférieure du cou, la veine jugulaire droite. L'introduction de l'air a eu lieu aussitôt avec bruit de lapement, soit qu'on ait placé l'animal verticalement, soit qu'on l'ait placé horizontalement. Au bout d'une demi-minute, alors que l'agitation qu'il avait manifestée n'existait plus, on l'a remis dans la position verticale, et aussitôt la respiration s'est embarrassée, il a crié et a uriné. Un instant après, on l'a remis dans la position horizontale pendant qu'il criait encore, et on a fermé l'ouverture de la veine ; l'animal est resté immobile, les yeux fermés, la respiration suspendue, enfin il était dans un état de mort apparente. On a enlevé la ligature de la veine ; une demi-minute après, la respiration a repris son cours, et il a fait quelques mouvemens.

7 minutes après, l'animal ainsi ranimé a été replacé dans la position verticale, se soutenant à peine. Au bout d'une demi-minute, le bruit de lapement s'est de nouveau fait entendre, la respiration est devenue très difficile, il a crié et a rendu des matières fécales.

11 minutes après, il n'a plus donné de signe de vie ; cependant remis dans la position horizontale, la respiration s'est rétablie un peu et on a entendu les battemens du cœur.

16 *minutes* s'étant écoulées, l'animal est mort.

Autopsie. — Les cavités droites du cœur étaient très distendues. En les ouvrant on en a fait sortir une grande quantité de sang écumeux.

Les cavités gauches ne contenaient qu'un peu de sang rouge non écumeux.

Il y avait de l'air dans les veines de la convexité du cerveau et dans les sinus supérieur et latéraux.

SIXIÈME EXPÉRIENCE.

Introduction spontanée de l'air par une ouverture pratiquée à la partie inférieure de la veine jugulaire droite; mort vingt-quatre minutes après; les cavités droites du cœur seules contenaient du sang écumeux.

Sur un chien maigre et malade, on lie, à 4 heures 50 minutes, la veine jugulaire droite, et on l'ouvre au-dessous de la ligature, dans un point très rapproché de la poitrine. L'air se précipite aussitôt dans la veine en produisant un bruit de lapement, et bientôt la respiration s'accélère (pendant l'expiration, de grosses bulles d'air s'échappent par l'ouverture). A 4 heures 52 minutes, on met l'animal debout. On débarrasse l'ouverture de la veine du sang qui l'obstrue, l'air continue à s'introduire et la respiration s'accélère de plus en plus.

A 5 heures, cris, agitation, défécation; en auscultant la région du cœur on entend un bruit de souffle.

A 5 heures 11 minutes, on bouche l'ouverture de la veine avec le doigt. Cependant la respiration devient de plus en plus irrégulière et convulsive et l'animal meurt à 5 heures 15 minutes, 24 *à 25 minutes* après le commencement de l'expérience.

Autopsie.—Cavités droites très distendues contenant un sang en grande partie liquide, moins écumeux que celui qu'on a observé dans plusieurs des expériences précédentes; l'origine de l'artère pulmonaire, au contraire, était remplie d'un sang très écumeux. Point d'air dans les cavités gauches.

SEPTIÈME EXPÉRIENCE.

Introduction spontanée de l'air par une ouverture pratiquée à la partie inférieure de la veine jugulaire droite; mort vingt-sept minutes après ; les cavités droites seules contenaient du sang écumeux.

Sur un jeune chien caniche de moyenne taille, on ouvre, à 4 heures 37 minutes, la veine jugulaire à sa partie inférieure, et 2 minutes après, on entend le bruit de lapement.

A 4 heures 40 minutes, le chien s'agite surtout lorsqu'on le met sur son séant. On nettoie la plaie pour favoriser le phénomène.

A 4 heures 42 minutes, on cesse d'entendre le bruit de lapement et la respiration est assez calme. De grosses bulles d'air entrent et sortent par la plaie pendant les mouvemens respiratoires.

A 4 heures 43 minutes, la respiration devient très anxieuse et très précipitée. Alors on abandonne l'animal; la plaie ne reste plus béante et l'air ne paraît plus pénétrer. (Il continue à s'écouler une très petite quantité de sang par la plaie.) En auscultant les battemens du cœur on distingue une espèce de bruit de râpe lointain et prolongé. Une nouvelle auscultation, pratiquée 3 minutes après, fait encore entendre le même bruit.

A 4 heures 48 minutes, la respiration est à peu près revenue à son état normal. (On évalue la perte de sang à deux palettes.)

A 4 heures 56 minutes, le bruit de râpe est moins prononcé. L'animal continue à perdre du sang.

A 5 heures, il pousse un cri douloureux, fait quelques mouvemens convulsifs, rend des matières fécales et tombe dans un état de mort apparente.

A 5 heures 1 minute et demie, on lie la veine, on pratique des aspersions d'eau froide, et la respiration se rétablit un peu :

mais à 5 heures 7 minutes, 30 *minutes* après le commencement de l'expérience, l'animal meurt.

Autopsie. — Les cavités droites du cœur étaient très distendues et contenaient une grande quantité de sang écumeux.

HUITIÈME EXPÉRIENCE.

Introduction spontanée de l'air par une ouverture pratiquée à la partie inférieure de la veine jugulaire droite; l'animal a survécu et on l'a fait mourir quatre jours après, en lui ouvrant l'aorte et la veine cave inférieure; le cœur était flasque, aucune de ses cavités ne contenait de l'air.

Sur un demi-épagneul d'une taille moyenne, bien portant, on découvre la veine jugulaire droite à sa partie inférieure, et on l'ouvre à 4 heures 26 minutes dans l'étendue de trois lignes. L'air s'introduit sans lapement d'abord, puis, après une demi-minute, ce bruit se manifeste. Lorsque cette ouverture est recouverte par du sang épanché dans la plaie, le phénomène est supprimé. Le chien est tenu dans une position verticale. Au bout de 9 minutes l'animal est extrêmement affaibli : sa respiration est très fréquente et agitée; sa vie paraît très compromise. On le couche alors horizontalement et il sort aussitôt par l'ouverture de la veine une assez grande quantité de sang rouge écumeux. On arrête l'écoulement. Les battemens du cœur sont irréguliers et intermittens; la respiration est comme convulsive, tantôt rapide, tantôt ralentie et même suspendue.

On replace le chien verticalement et on débouche l'orifice de la veine. A 4 heures 43 minutes, on laisse de nouveau l'air s'introduire dans la veine; le lapement se reproduit plus fort que précédemment; l'animal paraît souffrir davantage; la respiration devient convulsive et n'est plus interrompue par des intervalles de repos.

A 4 heures 46 minutes, la respiration est bruyante et comme stertoreuse.

A 4 heures 57 minutes, l'animal est mis sur ses pattes; il marche et rend des matières fécales. La respiration est courte et opérée surtout par le diaphragme.

A 5 heures 2 minutes, la veine a été fermée. L'animal, qui n'avait perdu qu'une forte palette de sang environ, est bientôt après tombé sur le côté; la respiration est devenue anxieuse; puis au bout de quelques minutes il s'est relevé sur son derrière : il a été abandonné à lui-même.

Quatre jours après, on a fait pénétrer un bistouri dans l'abdomen pour couper l'aorte et la veine cave. Hémorrhagie abondante et mort au bout de deux ou trois minutes.

Autopsie.—Point d'air dans les veines mammaires ni dans les veines coronaires.

Cœur flasque, cavités droites remarquablement affaissées, pas une bulle d'air dans ces cavités non plus que dans les veines jugulaires, dans les sinus de la dure-mère et dans les veines du cerveau.

NEUVIÈME EXPÉRIENCE.

Introduction spontanée de l'air par une ouverture faite à la partie inférieure de la veine jugulaire droite; mort quatre jours et demi après; à l'ouverture faite trente-six heures après la mort, épanchement purulent dans la plèvre droite; bulles d'air dans beaucoup de veines et d'artères; caillot ambré dans les cavités droites, se prolongeant dans les gros vaisseaux.

Sur un chien, on fait une ouverture à la veine jugulaire droite; immédiatement après l'animal pousse un soupir, et aussitôt l'air s'introduit dans l'ouverture avec production d'un bruit de lapement et écoulement d'un sang noir écumeux. En auscultant les bruits du cœur qui, avant l'expérience, étaient précipités mais normaux, on entend distinctement un bruit de souffle double et différent du bruit de liquide et de gaz qui a lieu dans la veine. On entend plus tard dans le cœur ce même bruit humide ou de gargouillement, qui a lieu à l'orifice de la veine.

3 minutes après, l'introduction de l'air est isochrone au mouvement d'inspiration et la sortie à l'expiration ; mais une minute et demie plus tard, l'entrée de l'air et sa sortie sont isochrones aux battemens du cœur.

Les inspirations sont très affaiblies; l'auscultation du cœur fait encore entendre un bruit de souffle double très pur, semblable à celui qui a lieu dans certaines affections valvulaires. Le même bruit de souffle persiste neuf minutes après l'occlusion de l'ouverture de la veine avec le doigt. Ce souffle n'est pas isochrone aux mouvemens de la respiration, mouvemens pendant lesquels on entend le murmure respiratoire tout-à-fait distinct du bruit de souffle dont il s'agit. On remarque que *la pression du stéthoscope fait refluer, par la plaie de la veine, une certaine quantité de sang écumeux.* Lorsque la respiration devient ventrale, le reflux du sang par l'orifice béant se reproduit aussi.

La quantité de sang perdue par l'animal est évaluée à six ou huit onces environ.

L'animal est abandonné à lui-même, trente-huit minutes après le commencement de l'expérience. Quarante-sept minutes après, il se soulève et s'étend sur son ventre; il lève la tête, puis fait quelques pas et retombe. On le fait garder, et il meurt quatre jours et demi après l'expérience.

Autopsie 36 heures après la mort. — Pas de signes de décomposition. Épanchement purulent dans les plèvres et dans la droite surtout. Le ventricule de ce côté est dilaté ainsi que l'oreillette droite; il existe une dépression digitale à l'union du ventricule gauche avec le droit, vers la pointe surtout. Dans la veine iliaque et crurale, on déplace facilement quelques bulles d'un fluide élastique; il y en a également dans les artères correspondantes, mais en moindre quantité. Dans l'autre membre, l'artère iliaque externe contient quelques bulles d'air, mais on ne trouve rien dans la veine de ce côté.

Dans l'oreillette droite il y a un beau caillot agglutiné et ambré qui la remplit en entier; il se prolonge d'une part dans la veine cave inférieure, de l'autre dans la supérieure, et enfin dans le ventricule correspondant qu'il remplit exactement; une portion de ce caillot avait une couleur noire. A l'endroit de l'ouverture de la veine, on trouve une cicatrice ovalaire complétement formée et qui a une ligne et demie de diamètre. Le caillot de l'oreillette droite se prolonge jusqu'à l'ouverture de la veine; là il est moins ambré et en partie noir. Ce caillot se prolonge aussi dans l'artère pulmonaire et ses divisions. Le ventricule gauche présente un caillot noir, mou comme de la gelée de groseille; dans l'oreillette de ce côté, il existe un autre caillot d'un gris rosé, assez consistant, se prolongeant dans les veines pulmonaires, sans trace manifeste d'inflammation. La valvule tricuspide est un peu rouge, épaissie, et la valvule mitrale est dans l'état normal. Il n'existe rien à l'aorte.

Point d'emphysème pulmonaire. Le lobe moyen du poumon droit est enflammé dans quelques-uns de ses lobules et un mucus puriforme s'écoule des bronches.

EXPÉRIENCES SUR LES MOUTONS.

PREMIÈRE EXPÉRIENCE.

Introduction spontanée de l'air par une ouverture pratiquée à la veine jugulaire droite ; mort dix-neuf minutes après ; les cavités droites du cœur seules étaient remplies de sang écumeux.

Sur un mouton bien portant, âgé de quatre ans, on met à découvert (l'animal étant couché) la veine jugulaire droite, puis on en fait la ligature, et on l'ouvre à une heure cinquante-sept minutes, au dessous de celle-ci, à la partie inférieure du cou, dans un point où a lieu le reflux du sang. Aussitôt l'air s'introduit en produisant un bruit de lapement et la respiration ne tarde pas à s'accélérer.

A 1 heure 59 minutes, l'auscultation du cœur permet d'entendre un bruit de glouglou très fort, la respiration est de plus en plus accélérée.

A 2 heures 1 minute, l'animal urine et a des mouvemens convulsifs. Le phénomène de l'introduction de l'air, qui n'avait plus lieu aussi bien que précédemment, est favorisé en tenant béante l'ouverture de la veine; dès lors il sort de grosses bulles d'air pendant l'expiration.

A 2 heures 3 minutes, la respiration est irrégulière, tantôt précipitée, tantôt suspendue pour quelques instans. L'animal s'agite, sa langue tombe hors de la bouche.

A 2 heures 12 minutes, la respiration n'est plus qu'abdominale; cris, plaintes, secousses violentes des pattes.

A 2 heures 16 minutes, 19 *minutes* après le commencement de l'expérience, l'animal meurt.

Autopsie faite immédiatement. — L'oreillette et le ventricule droits sont très distendus; ils contiennent l'un et l'autre beaucoup de sang écumeux.

Les cavités gauches ne contiennent ni écume, ni bulle d'air; mais seulement une petite quantité de sang liquide.

Les poumons sont durs, distendus comme s'ils avaient été insufflés légèrement.

Les parois de l'intestin grêle ont une coloration noirâtre, qui tient à la présence du sang veineux accumulé dans les vaisseaux. Cette coloration n'existe pas sur d'autres moutons qu'on fait mourir par hémorrhagie.

DEUXIÈME EXPÉRIENCE.

Introduction spontanée de l'air par une ouverture pratiquée à la veine jugulaire ; mort cinquante-six minutes après; les cavités droites étaient remplies de sang écumeux ; les cavités gauches contenaient quelques bulles d'air.

Sur un mouton bien portant, âgé de quatre ans, on ouvre, à deux heures cinquante-une minutes, la veine jugulaire (l'animal étant sur ses quatre pattes), au-dessous d'une ligature, à la partie inférieure du cou. Aussitôt l'air s'introduit avec bruit de claquement, la respiration s'accélère et l'animal geint.

A 2 heures 57 minutes, on le place verticalement sur ses pattes de derrière, et on favorise l'entrée de l'air en dilatant l'ouverture de la veine. Au bout d'un instant, accélération très grande de la respiration; plaintes, gémissemens.

A 3 heures 2 minutes, l'animal mis en liberté se lève et marche.

A 3 heures 4 minutes, on le reprend. Le phénomène qui n'avait plus lieu recommence aussitôt qu'on débarrasse l'ouverture d'un caillot qui la bouchait. La respiration est très accélérée. Il sort de grosses bulles d'air pendant l'expiration; la langue tombe hors de la bouche.

A 3 heures 9 minutes, excrétion de l'urine.

A 3 heures 15 minutes, l'animal est remis en liberté; il marche difficilement.

A 3 heures 18 minutes, on le place dans la position verticale et on agrandit l'ouverture faite à la jugulaire. Alors le phénomène recommence avec plus de force; l'animal s'agite; le pouls est d'une fréquence telle qu'il est impossible de le compter.

A 3 heures 25 minutes, on aperçoit, à la partie inférieure de l'ouverture, de grosses bulles d'air que l'expiration ne fait pas remonter jusqu'à la surface.

A 3 heures 36 minutes, on lâche de nouveau l'animal qui se relève avec peine, en poussant des gémissemens.

A 3 heures 40 minutes, on le reprend et on débarrasse l'ouverture de la veine d'un caillot qui empêchait l'entrée de l'air. Aussitôt après, le bruit de claquement se fait entendre; la respiration s'embarrasse beaucoup. L'animal ne peut plus se soutenir.

A 3 heures 42 minutes, on dilate l'ouverture de la veine et on détruit une valvule qui existait au-dessous.

A 3 heures 44 minutes, l'animal s'étend convulsivement, porte la tête en arrière.

A 3 heures 47 minutes, 56 *minutes* après le commencement de l'expérience, il meurt.

Autopsie faite immédiatement.—Les cavités droites du cœur sont remplies de sang écumeux.

Les cavités gauches contiennent du sang liquide, quelques bulles d'air adhèrent à leurs parois.

Les poumons sont dans le même état que ceux de l'animal qui fait le sujet de la première expérience.

EXPÉRIENCES SUR LES CHEVAUX.

PREMIÈRE EXPÉRIENCE.

Introduction spontanée de l'air par une ouverture pratiquée à la partie inférieure de la veine jugulaire gauche d'un cheval vieux et très-petit; mort quatorze minutes après; les cavités droites du cœur contenaient seules du sang écumeux.

On découvre la veine jugulaire gauche, dans une grande étendue de laquelle on aperçoit le reflux du sang, puis on l'ouvre à la partie inférieure du cou. Aussitôt l'air s'introduit avec un bruit très fort et la respiration ne tarde pas à s'accélérer. On promène le cheval, il baisse la tête, tremble, chancelle, se retient, tombe enfin, trois minutes après l'ouverture de la veine. Dans cette position, il souffle, s'allonge, hennit à plusieurs reprises, s'étend convulsivement, ouvre largement les naseaux ainsi que les yeux, et meurt 14 *minutes* après le commencement de l'introduction spontanée de l'air.

Autopsie faite immédiatement. — Beaucoup d'écume dans les cavités droites du cœur et en outre un caillot dans le ventricule; les cavités gauches et l'aorte ne contenaient pas d'air, non plus que les veines coronaires. Les veines du thorax, la veine cave inférieure, les veines fémorales, celles de la convexité du cerveau et le sinus longitudinal supérieur, contenaient des bulles d'air plus ou moins nombreuses.

Les poumons étaient revenus sur eux-mêmes et n'offraient aucun vestige d'emphysème.

DEUXIÈME EXPÉRIENCE.

Introduction spontanée de l'air par une ouverture pratiquée à la partie inférieure de la veine jugulaire gauche d'un cheval; mort quinze minutes après; les quatre cavités du cœur contiennent du sang écumeux.

Sur un vieux cheval, on met à découvert la veine jugulaire gauche, et après avoir posé une ligature sur cette veine à 14 pouces environ de la tête, on l'ouvre à 6 heures 46 minutes, immédiatement au dessous de cette ligature, dans un point où l'on aperçoit le reflux du sang. Aussitôt l'air s'introduit en produisant un bruit de glouglou très fort', puis la respiration s'accélère et l'animal s'agite. L'auscultation du cœur permet d'entendre un bruit humide assez intense.

A 6 heures 49 minutes, la même veine est ouverte dans un point plus rapproché de la poitrine. Alors le phénomène devient plus évident; un instant après, la respiration est convulsive et haletante, et pendant les efforts d'expiration qui sont très grands, il sort par l'ouverture de la veine du sang écumeux; mouvemens convulsifs des membres, flexion de la tête.

A 6 heures 55 minutes, en mettant le doigt dans la veine on sent très bien les battemens de l'oreillette et le doigt est attiré. Le sang qui sort de la veine a une couleur plus vermeille que celle qu'il avait précédemment.

A 6 heures 57 minutes, mouvemens violens des membres, flexion de la tête alternant avec des mouvemens d'extension, respiration convulsive.

A 7 heures 1 minute, 15 *minutes* après le commencement de l'expérience l'animal est mort.

Autopsie. — La veine jugulaire gauche est très distendue par du sang au-dessus de la ligature. Il sort par les veines sous-clavières et pectorales que l'on divise pour ouvrir la poitrine, une grande quantité de sang écumeux.

L'oreillette droite contient du sang et des bulles d'air.

Le ventricule droit contient un gros caillot à l'extérieur duquel on voit une grande quantité de sang mousseux.

L'artère pulmonaire est pleine de sang écumeux.

Les cavités gauches du cœur contiennent du sang très rouge dont une partie est écumeux.

TROISIÈME EXPÉRIENCE.

Introduction spontanée de l'air par la veine jugulaire droite, ouverte à la partie inférieure du cou; mort dix-sept minutes après; les quatre cavités du cœur contiennent du sang écumeux.

Sur un cheval entier, destiné à être abattu pour une maladie du pied, on met à découvert la veine jugulaire droite, puis on l'ouvre, à 7 heures 37 minutes, dans un des points de son étendue où se fait le reflux du sang, au-dessous d'une ligature placée sur ce vaisseau pour empêcher le sang de revenir des parties supérieures. Aussitôt cette ouverture pratiquée, l'air s'introduit avec un bruit particulier et la respiration ne tarde pas à s'accélérer.

A 7 heures 39 minutes, l'animal se couche et fléchit la tête. Le phénomène continue ainsi que l'accélération de la respiration.

A 7 heures 42 minutes, toux, gémissemens; efforts d'expiration très grands qui produisent la sortie d'une assez grande quantité de sang écumeux. Le bruit qu'on entend actuellement n'est plus, comme précédemment, isochrone aux mouvemens d'inspiration, il est presque continuel et ressemble au bouillonnement de la graisse.

A 7 heures 45 minutes, on détache l'animal qui fait de vains efforts pour se lever. Le phénomène de l'introduction de l'air a toujours lieu, mais avec beaucoup moins d'intensité. Un instant après, on frappe l'animal, mais il n'essaie plus à se lever; il tremble et son corps est couvert de sueur; respiration extrêmement fréquente, bruit presque nul; il s'écoule par l'ouverture de la veine beaucoup de sang écumeux.

A 7 heures 50 minutes, mouvemens convulsifs des membres, renversement de la tête en arrière, respiration convulsive.

A 7 heures 52 minutes, la respiration ne se fait plus; mais le mouvement des paupières, que l'on provoque en mettant un doigt dans l'œil, ne cesse qu'à 7 heures 54 minutes, 17 *minutes* après le commencement de l'expérience. Alors seulement la mort est confirmée.

Autopsie.—L'oreillette droite contient des bulles d'air et du sang. Le ventricule droit renferme du sang coagulé dont une partie est décolorée. A sa surface on voit une grande quantité de mousse. L'oreillette et le ventricule gauche contiennent un peu de sang écumeux et dans le ventricule on trouve quelques caillots.

QUATRIÈME EXPÉRIENCE.

Introduction spontanée de l'air par une ouverture pratiquée à la partie inférieure de la veine jugulaire droite d'une jument; morte vingt-six minutes après; les cavités droites du cœur seules contenaient du sang écumeux.

Sur une jument très-faible, pouvant à peine marcher, on ouvre, à 5 heures 39 minutes, la veine jugulaire droite à la partie inférieure du cou, au-dessous d'une ligature placée sur cette veine, dans un point où a lieu le reflux du sang; l'air s'introduit en produisant un bruit très fort, et au bout de 6 minutes la respiration s'accélère.

A 5 heures 55 minutes, l'animal tremble, fléchit les jambes et tombe étendu sur le côté. Dans cette position il se plaint, respire difficilement, ouvre largement les naseaux ainsi que les yeux.

On s'attendait, vu son état de faiblesse antérieur à l'expérience, à le voir mourir presque aussitôt après sa chute; mais ce n'est qu'à 5 heures 65 minutes, 16 *minutes* après le commencement de l'expérience, que la mort a eu lieu, précédée de mouvemens convulsifs.

Autopsie. — Les cavités droites du cœur étaient distendues et remplies de sang dont une partie était liquide et l'autre écumeuse. *Il n'y avait pas d'air dans les cavités gauches ni dans les veines de la convexité du cerveau.*

CINQUIÈME EXPÉRIENCE.

Introduction spontanée de l'air par une ouverture pratiquée à la veine jugulaire gauche; mort vingt-six minutes après; les cavités droites du cœur seules étaient remplies de sang écumeux.

Sur un cheval, on répète de la même manière l'expérience précédente; mais cette fois on ouvre la veine jugulaire gauche.

A 10 heures 46 minutes, entrée de l'air, la respiration s'accélère.

A 10 heures 52 minutes, la ligature faite à la veine se desserre et permet la sortie d'une certaine quantité de sang.

A 10 heures 58 minutes, fréquence extrême de la respiration, chute de l'animal, précédée de trépignemens.

A 11 heures 2 minutes, mouvemens convulsifs, flexion de la tête, roulement des yeux dans l'orbite.

A 11 heures 12 minutes, 26 *minutes* après l'ouverture de la veine jugulaire, l'animal meurt.

Autopsie. — Les cavités droites du cœur sont très distendues et elles contiennent beaucoup de sang écumeux.

Les cavités gauches sont vides.

SIXIÈME EXPÉRIENCE.

Introduction spontanée de l'air par une ouverture pratiquée à la partie inférieure de la veine jugulaire droite d'une jument; morte vingt-huit minutes après; les quatre cavités du cœur contenaient du sang écumeux.

Sur une jument de quinze ans, assez forte, affectée de la morve, on ouvre à sa partie inférieure la veine jugulaire droite et on entend aussitôt pénétrer l'air avec bruit de gargouillement ou de glouglou. L'ouverture reste largement béante. Au bout d'une minute, l'animal soupire. La respiration ne tarde pas à devenir haletante ; redressement et contraction de la lèvre supérieure comme dans le bâillement.

15 minutes après, l'animal se couche ; il se lève immédiatement après, puis se recouche ; cependant sa respiration devient plus haletante, il s'étend, redresse la tête, s'agite, se raidit, et après quelques bâillemens suspirieux, il expire 28 *minutes* après l'ouverture de la veine.

Autopsie. — Distension et ballonnement des cavités droites du cœur : peu d'écume sanglante dans l'oreillette et beaucoup dans le ventricule gauche. Bulles d'air très multipliées sur toute la convexité du cerveau et du cervelet, les unes contenues dans les veines, les autres infiltrées sous l'arachnoïde.

Rien de notable pour les poumons.

SEPTIÈME EXPÉRIENCE.

Introduction spontanée de l'air par une ouverture pratiquée à la partie inférieure de la veine jugulaire gauche d'un cheval ; mort trente-cinq minutes après ; les quatre cavités du cœur contenaient du sang écumeux.

Sur un vieux cheval morveux, on ouvre, à 7 heures 50 minutes, la veine jugulaire gauche à la partie moyenne du cou, et l'introduction de l'air n'a pas lieu. On fait une ouverture plus bas, à huit pouces du poitrail, et le phénomène se produit aussitôt, mais faiblement.

A 7 heures 54 minutes, une nouvelle ouverture est pratiquée tout-à-fait à la partie inférieure du cou, dans l'étendue de huit lignes, et alors l'air pénètre avec un bruit très fort.

A 7 heures 56 minutes, il sort de grosses bulles d'air par la plaie, pendant l'expiration.

A 7 heures 59 minutes, la respiration devient saccadée, l'animal souffle et paraît souffrir.

A 8 heures, la respiration devient de plus en plus fréquente.

A 8 heures 5 minutes , défécation , plaintes , respiration anxieuse.

A 8 heures 9 minutes, l'animal trépigne et chancelle.

A 8 heures 10 minutes, il fléchit graduellement les jambes, tombe et rend une urine blanche, laiteuse.

A 8 heures 19 minutes, il laisse tomber sa tête, sa respiration est irrégulière, plaintive ; enfin, à 8 heures 25 minutes, 35 *minutes* après le commencement de l'expérience, il expire.

Autopsie. — Bulles d'air dans les veines coronaires ; cœur distendu ; écume dans l'oreillette et le ventricule droits ; celui-ci contient en outre du sang noir liquide ; des bulles d'air adhéraient aux parois des cavités gauches. Bulles d'air dans les sinus de la dure-mère et dans les veines de la convexité du cerveau. *Dans le sinus longitudinal supérieur existait un caillot à la surface duquel on voyait de l'écume.*

HUITIÈME EXPÉRIENCE.

Introduction spontanée de l'air par une ouverture pratiquée à la veine jugulaire droite d'une jument ; suspension du phénomène pendant une heure dix-huit minutes, par un caillot qui bouchait l'ouverture de la veine ; mort une heure quarante-quatre minutes après le commencement de l'expérience ; les cavités droites du cœur seules contenaient du sang écumeux.

Sur une jument, on fait, à 4 heures 10 minutes, une ouverture de huit lignes d'étendue à la partie inférieure de la veine jugulaire droite, et l'on entend aussitôt le bruit indicateur du passage de l'air dans la veine. A 4 heures 12 minutes, la respiration s'embarrasse.

A 4 heures 20 minutes, l'animal tombe sur ses genoux et fait de vains efforts ponr se relever; la respiration est de plus en plus pénible et fréquente ; l'animal appuie sa tête contre un arbre et fléchit le cou.

A 4 heures 22 minutes, cessation de l'écoulement du sang par le bout supérieur de la veine dont on n'avait pas fait la ligature; cessation aussi de l'introduction de l'air, ce qui s'explique par la position du cou de l'animal. Pendant une heure 18 minutes on le laisse tranquille : il respire difficilement, son corps est couvert de sueur et il pousse de temps en temps des gémissemens. Au bout de ce temps on enlève un caillot qui bouchait l'ouverture de la veine, on redresse le cou de l'animal et le phénomène de l'introduction de l'air recommence.

1 heure 39 minutes après le commencement de l'expérience, œil fixe, hagard; respiration très fréquente et saccadée; la langue est tirée hors de la bouche et pendante ; mouvement d'extension de la tête et des membres.

Mort à 5 heures 54 minutes, 1 *heure 44 minutes* après.

Autopsie. — Cavités droites du cœur ballonnées, contenant un mélange de sang liquide et de sang écumeux; pas d'air dans les cavités gauches. Bulles d'air dans les veines de la convexité du cerveau. Poumons revenus sur eux-mêmes non emphysémateux.

NEUVIÈME EXPÉRIENCE.

Introduction spontanée de l'air par une ouverture pratiquée à la partie inférieure de la veine jugulaire gauche; mort une heure cinquante minutes après; les quatre cavités du cœur contenaient du sang écumeux.

Sur un cheval, on fait, à 9 heures 25 minutes, à la veine jugulaire gauche, à la partie inférieure du cou, dans un des points du vaisseau où se voit le reflux du sang, une ouverture du diamètre de 6 lignes. Aussitôt l'air s'y introduit et on entend un bruit de gargouillement.

Au bout de 5 minutes, la respiration commence à s'accélérer. L'animal rend des crottes.

A 10 heures 25 minutes, on agrandit l'ouverture de la veine pour faciliter l'entrée de l'air.

A 10 heures 33 minutes, l'animal tombe.

A 11 heures 15 minutes, 1 *heure* 50 *minutes* après le commencement de l'expérience, il meurt à la suite de convulsions.

Autopsie. — Les quatre cavités du cœur contenaient du sang écumeux. Il y en avait beaucoup plus dans celles du côté droit que dans celles du côté gauche.

DIXIÈME EXPÉRIENCE.

Introduction spontanée de l'air par une ouverture pratiquée à une veine qui de l'épaule vient s'ouvrir dans la jugulaire; mort deux heures trente minutes après; les cavités droites contenaient beaucoup de sang écumeux; les cavités gauches contenaient quelques bulles d'air.

Sur un cheval, on met à découvert, à 8 heures 55 minutes, la veine jugulaire, ainsi qu'une des veines qui de l'épaule s'abouche avec elle, et dans laquelle on aperçoit, à une petite distance de la jugulaire, le reflux du sang. Quelques minutes après, on ouvre cette veine dans le point où a lieu le phénomène que nous avons décrit, c'est-à-dire à deux pouces environ de la jugulaire. Aussitôt l'air s'y introduit avec bruit de lapement.

La respiration, qui habituellement s'accélère peu de temps après l'entrée de l'air, n'éprouve pas, chez cet animal, de changement notable, ce qui s'explique facilement par le peu d'étendue qu'elle avait avant le commencement de l'expérience.

A 9 heures, la même veine est ouverte dans un point plus rapproché de la jugulaire; alors le bruit devient plus fort et en maintenant l'ouverture béante, l'air pénètre avec facilité, sans cependant entrer continuellement.

Pour éviter une trop grande perte de sang, on pose une ligature sur la veine jugulaire, au-dessus de l'ouverture faite à la veine de l'épaule.

A 9 heures 10 minutes, la respiration est plus grande et un peu plus accélérée.

A 9 heures 30 minutes, elle est saccadée.

A 10 heures 26 minutes, l'animal tombe et a des mouvemens convulsifs. La respiration, de très fréquente qu'elle était, devient convulsive, et cesse à 11 heures 25 minutes, 2 *heures 30 minutes* après le commencement de l'expérience.

Autopsie. — Les cavités droites du cœur étaient distendues et contenaient beaucoup de sang écumeux.

Les cavités gauches n'offraient que quelques bulles d'air adhérentes à leurs parois.

RÉSUMÉ DES EXPÉRIENCES DE LA PREMIÈRE SÉRIE.

D'après les faits de la première série d'expériences, on peut établir que l'introduction spontanée de l'air par une veine blessée près du sommet de la poitrine, sur des animaux de volume fort différent, produit presque toujours la mort d'une manière plus ou moins subite.

Sur 26 animaux soumis récemment à ce genre d'expériences,

24 sont morts.

2 ont résisté.

Les lapins sont morts après 1 minute et demie, 2, 3, 5 minutes.

Les chiens, après 1, 3, 6, 10, 16, 24, 27 minutes; 2 ont résisté.

Les moutons, après 19, 56 minutes.

Les chevaux, après 14, 15, 17, 26, 28, 35 minutes, 1 heure 44 minutes, 1 heure 50 minutes, 2 heures 30 minutes; un seul a résisté, parce qu'étant tombé le cou appuyé contre un arbre, il s'est formé un caillot qui a bouché l'ouverture de la veine; le caillot ayant été enlevé, il est mort 26 minutes après.

Règle générale, la durée de chaque expérience est comprise entre l'instant de l'introduction de l'air et la mort. Dès que les paupières ne font plus de mouvemens, lorsqu'on place un doigt dans l'œil de l'animal, nous constatons alors que la vie a cessé.

Dans presque toutes ces expériences, les cavités droites du cœur seules contenaient du sang écumeux.

Les poumons étaient sains.

Les veines du cerveau contenaient rarement quelques bulles d'air.

DEUXIÈME SÉRIE.

SOUSTRACTION D'UNE CERTAINE QUANTITÉ DE SANG ARTÉRIEL OU VEINEUX AVANT DE PRODUIRE L'INTRODUCTION SPONTANÉE DE L'AIR PAR UNE VEINE BLESSÉE.

Nous allons maintenant examiner une circonstance importante pour la question qu'il s'agit de résoudre, c'est de constater, sur des animaux vivans, l'influence de l'affaiblissement par la soustraction d'une certaine quantité de sang, sur le phénomène de l'introduction spontanée de l'air, afin de mettre les animaux à peu près dans les mêmes conditions que les individus de l'espèce humaine, sur lesquels est arrivé l'accident en pratiquant une opération grave.

EXPÉRIENCES SUR LES CHIENS.

PREMIÈRE EXPÉRIENCE.

Introduction spontanée de l'air par une ouverture pratiquée à la partie inférieure de la veine jugulaire droite d'une chienne, après avoir affaibli l'animal ; mort au bout d'une minute ; les cavités droites du cœur étaient remplies de sang écumeux.

Sur une petite chienne, vieille, pleine, on a fait la laryngotomie et la torsion des artères un peu volumineuses, ensuite une ponction a été faite à l'un des côtés du thorax. Malgré toutes ces opérations, l'animal était encore plein de vie, lorsqu'on a ouvert la veine jugulaire droite, dans un point très-rapproché de la poitrine. Aussitôt un bruit de gargouillement annonçant l'introduction de l'air s'est fait entendre et il a continué jusqu'à la mort, qui a eu lieu 1 *minute* après l'ouverture de la veine jugulaire.

Autopsie faite immédiatement. — Le cœur se contracte encore. Le péricarde est collé sur la surface du cœur qui est très-gros relativement à la taille de l'animal. Les cavités droites sont distendues et rénitentes ; elles contiennent beaucoup de sang mousseux qui ressemble, tant par sa couleur que par sa consistance, à de la crême battue, au chocolat. Les cavités gauches sont petites, ridées et elles ne contiennent ni air ni sang.

La veine cave supérieure contient des bulles d'air qui se déplacent facilement, lorsqu'on appuie la main sur le ventricule droit du cœur.

DEUXIÈME EXPÉRIENCE.

Introduction spontanée de l'air par une ouverture faite à la partie inférieure de la veine jugulaire gauche d'une chienne, après avoir affaibli l'animal ; mort au bout d'une minute ; les cavités droites du cœur étaient remplies de sang écumeux.

Après avoir fait sur une petite chienne la torsion des artères carotides, axillaires et crurales, et ayant produit une hémorrhagie traumatique à la cuisse, par la blessure de l'artère crurale, la veine jugulaire gauche a été ouverte à la partie supérieure du cou, alors que l'animal était encore plein de vie. Aucun phénomène n'a été observé. Une nouvelle piqûre a été faite à un pouce plus bas et rien encore n'a eu lieu. Enfin, l'ouverture de la veine ayant été faite à environ un pouce du sternum, précisément à l'endroit où on apercevait le reflux du sang, le bruit annonçant l'introduction de l'air s'est fait entendre. En même temps, l'oreille appliquée sur la région du cœur a perçu un bruit analogue à celui du coassement de la grenouille. A peine 1 *minute* s'était écoulée que l'animal est mort. Aussitôt après la carotide fut ouverte et le sang qui en sortit était rouge, spumeux et tel qu'il est habituellement dans les artères ; aucune bulle d'air n'est sortie de ce vaisseau.

Le péricarde était collé sur la surface du cœur qui était très-volumineux. Les oreillettes se contractaient encore, tandis que les ventricules présentaient seulement un mouvement vermiculaire.

Le côté droit du cœur était très-distendu et rénitent. Ses cavités contenaient du sang écumeux.

Les cavités gauches remarquablement affaissées ne contenaient qu'un peu de sang rouge.

Les poumons étaient très-petits et ne présentaient point d'emphysème.

L'artère pulmonaire et ses divisions étaient remplies de sang écumeux, en tout semblable à celui que contenaient les cavités droites du cœur.

La veine azygos, les veines caves supérieures et inférieures, les veines iliaques et hypogastriques contenaient des bulles d'air.

TROISIÈME EXPÉRIENCE.

Introduction spontanée de l'air par une ouverture faite à la partie inférieure de la veine jugulaire d'un chien ; mort quatre minutes après ; les cavités droites du cœur seules étaient remplies de sang écumeux.

On cherche à affaiblir un chien noir de forte taille pour le mettre à peu près dans les mêmes conditions qu'un opéré. Ainsi, on lui ouvre d'abord la membrane crico-thyroïdienne, et l'on entend un sifflement produit par l'air bien différent du bruit du lapement perçu lorsqu'on ouvre la jugulaire. On fait la torsion des artères carotides droite et gauche (bouts supérieur et inférieur). On lie et on tord l'artère crurale droite et on produit sur la gauche, en la piquant, un anévrisme faux consécutif qu'on ouvre après. On met deux épingles sur les bords de la plaie et on les lie de manière à arrêter l'hémorrhagie. On ouvre ensuite la veine jugulaire droite à sa partie inférieure ; aussitôt on entend un grand nombre de fois des bruits de lapement très-distincts. Au bout de 1 minute 15 secondes, l'animal se raidit, il respire convulsivement. Après 4 *minutes et demie*, la respiration avait cessé ainsi que les battemens du cœur.

Autopsie. — A l'ouverture du péricarde on constate le ballonnement des cavités droites et des contractions faibles dans l'oreillette de ce côté; le maximum de cette contraction semble être dans l'auricule.

Le sang contenu dans la veine cave inférieure tranche, par sa couleur d'un noir bleuâtre, avec la couleur lie de vin du sang de la veine cave supérieure. La veine iliaque primitive droite ayant été ouverte, il s'en échappa des bulles d'air. Après 38 minutes, l'oreillette droite est ouverte, elle battait encore faiblement; on n'y trouve qu'une écume rougeâtre analogue à la lie de vin battue avec de l'air; il y existait aussi de l'air libre. Les mêmes phénomènes ont lieu après l'ouverture du ventricule droit; on y trouve en outre un caillot noirâtre de formation récente.

Le ventricule gauche ouvert ne renferme ni liquide ni bulles d'air; il existe un sang écumeux dans l'artère pulmonaire et non dans les veines du même nom.

QUATRIÈME EXPÉRIENCE.

Introduction spontanée de l'air par une ouverture faite à la partie inférieure de la veine jugulaire gauche d'un chien, affaibli par une expérience précédente ; mort six minutes après ; les cavités droites du cœur seules contenaient du sang écumeux.

Sur un chien déjà affaibli par une autre expérience, on fait, à 4 heures, une large ouverture à la partie inférieure de la veine jugulaire gauche. On entend aussitôt le bruit de lapement et aucune agitation ne se manifeste. Après une demi-minute, l'animal, qui jusqu'alors avait été couché, est placé dans une position verticale. Il s'agite aussitôt, sa respiration s'embarrasse et il rend ses urines. A 4 heures 2 minutes et demie, il se raidit, s'affaisse comme dans la syncope, ne peut soutenir sa tête et urine encore. On le remet alors dans la position horizontale, et un instant après on le relève. Son œil est fixe, immobile, et l'animal donne à peine quelques signes de vie. Des mouvemens tétaniques ont lieu immédiatement, la tête se fléchit sur la poitrine, et la mort arrive 6 minutes environ après le commencement de l'expérience.

Autopsie. — Les veines mammaires ne contiennent point d'air; les cavités droites sont distendues. L'oreillette de ce côté est remplie par un caillot de sang au milieu duquel existent de nombreuses bulles d'air. Le ventricule droit contient une grande quantité d'un sang spumeux.

CINQUIÈME EXPÉRIENCE.

Introduction spontanée de l'air par une ouverture faite à la veine axillaire droite d'un chien, après l'avoir affaibli; mort vingt-cinq minutes après; les cavités droites du cœur seules étaient remplies de sang écumeux.

Sur un griffon de moyenne taille dont le pouls offre quatre-vingt-quatre à quatre-vingt-huit pulsations, on ouvre à 3 heures 18 minutes, dans le but de l'affaiblir, l'artère crurale gauche. La respiration, après l'ouverture de l'artère, est assez régulière et ne paraît pas embarrassée. On produit, comme dans une autre expérience, un anévrisme faux consécutif et on se conduit de même pour empêcher l'hémorrhagie.

Le pouls, après cette opération, est de quatre-vingt-seize à cent, et notablement plus faible.

On commence ensuite à découvrir la sous-clavière droite : on remarque que la veine se gonfle pendant l'expiration et s'affaisse pendant l'inspiration. Mais la respiration étant devenue calme, on aperçoit un mouvement de flux et de reflux isochrone aux battemens du cœur.

A 3 heures 35 minutes, on fait à la sous-clavière une petite ouverture oblique d'une ligne de diamètre. On n'entend pas de lapement ; cependant, au bout d'une demi-minute, la respiration s'accélère et s'embarrasse, et on a vu sortir, presque immédiatement après la piqûre, quelques bulles d'air mêlées au sang. A 3 heures 37 minutes, le bruit de lapement se fait entendre, et la respiration devient encore plus gênée. Le lapement est isochrone aux mouvemens inspirateurs (il faut noter que, pour obtenir ce bruit, la patte a été fortement écartée du tronc et les bords de la plaie écartés aussi). A 3 heures 40 minutes, la respiration se calme notablement ; cependant on a plusieurs fois épongé la plaie et favorisé l'introduction et la sortie de l'air. 8 minutes se sont écoulées depuis l'ouverture : la patte est rapprochée, remise dans sa position naturelle et la plaie couverte. Les battemens du cœur sont auscultés ; il existe un beau bruit de souffle accompagné d'un bruit humide. On ne sent pas l'impulsion ni les battemens de l'artère crurale. L'animal geint, redresse la tête, éprouve des convulsions dans les membres ; quelques inspirations convulsives. A 3 heures 58 minutes, on l'abandonne à lui-même. Il n'y a plus que quelques mouvemens lents du diaphragme sans respiration réelle. A 4 heures, c'est-à-dire 25 *minutes* après l'ouverture de la veine, l'animal est mort.

Autopsie faite un quart d'heure après la mort. — Le cœur droit est ballonné comme dans les expériences précédentes. Il y a de l'air dans la veine jugulaire droite. Les cavités droites n'ont offert aucune contraction. On ouvre l'oreillette de ce côté : il en sort de l'air pur et du sang en grande partie liquide et en plus faible proportion, battu avec de l'air. On ouvre le ventricule droit; le sang est ici plus écumeux; on y trouve en outre des caillots dont quelques-uns sont spongieux. Les cavités gauches contiennent beaucoup plus de sang que dans les précédentes expériences. Ce liquide y est en partie caillé, noir et sans bulles d'air.

Le poumon droit est sain, sans emphysème; le gauche offre seulement une petite rougeur à sa base.

SIXIÈME EXPÉRIENCE.

Introduction spontanée de l'air par une ouverture faite à la partie inférieure de la veine jugulaire d'un chien, après avoir retiré dix onces de sang artérie à peu près; l'animal a éprouvé tous les accidens ordinaires, mais il a survécu.

Sur un chien de moyenne taille, on coupe l'artère carotide. Après avoir fait la torsion du bout supérieur et après avoir laissé couler par le bout inférieur environ dix onces de sang, on abandonne l'animal à lui-même. Il se lève et regarde d'un air étonné. A 4 heures 32 minutes, on ouvre la veine jugulaire à sa partie inférieure, et on entend aussitôt le bruit de lapement qui annonce l'introduction de l'air. Une minute après la respiration s'accélère; puis l'animal crie, s'agite et rend de l'urine.

A 4 heures 34 minutes, il fléchit la tête ;

A 4 heures 36 minutes, la respiration se ralentit; tremblement convulsif, surtout du côté droit;

A 4 heures 39 minutes, l'animal cherche à se relever ;

A 4 heures 51 minutes, il se relève enfin et se promène.

Nota. L'animal n'a perdu qu'une petite quantité de sang par la veine; on avait fait la ligature du bout supérieur de ce vaisseau.

Septième expérience.

Introduction spontanée de l'air par une ouverture faite à la veine axillaire, après avoir retiré deux palettes environ de sang artériel ; trente minutes après, on a fait mourir l'animal pour s'assurer s'il était bien entré de l'air ; les cavités droites du cœur seules étaient remplies de sang écumeux.

Sur une chienne braque d'une taille au-dessus de la moyenne, on ouvre l'artère axillaire et on tire deux palettes environ de sang artériel. A 4 heures 3 minutes, la veine axillaire est ouverte : on n'y distingue pas de pouls veineux, ni de mouvemens correspondans à ceux de la respiration. L'épaule est tenue un peu écartée et le membre à demi-fléchi, de manière à ce que la veine soit tendue et son orifice béant. Après une demi-minute on entend distinctement le bruit de lapement, et le sang sort écumeux de la veine ; en même temps la respiration s'accélère et s'embarrasse. Les bruits du cœur qu'on ausculte sont imperceptibles. L'introduction et la sortie de l'air cessent quand un caillot se forme au-devant de la plaie, et ces phénomènes recommencent lorsqu'on enlève cet obstacle au moyen d'une éponge. A 4 heures 12 minutes (9 minutes après l'ouverture de la veine), le lapement cesse d'avoir lieu, bien que la plaie soit nettoyée, et il ne sort plus de sang par cette plaie ; la respiration est en ce moment un peu moins embarrassée, quoique toujours fréquente.

A 4 heures 15 minutes, on abandonne l'animal à lui-même : il est plein de vie ; son œil est animé ; il a seulement un léger frisson.

A 4 heures 30 minutes, le chien se remet complètement, et suivant toutes les apparences, il serait revenu à une santé parfaite si, pour juger des lésions intérieures, on ne l'eût sacrifié, à 4 heures 34 minutes, 37 *minutes* après le commencement de l'expérience, en lui faisant deux larges ouvertures à la poitrine ; l'air s'introduit largement dans les cavités de la plèvre ; on voit sortir une portion de poumon par les ouvertures pratiquées. L'animal contracte le diaphragme à de rares intervalles, et ne donne aucun autre signe de vie.

Autopsie. — Le sternum enlevé, le cœur se contracte par une sorte de mouvement vermiculaire ; à travers les parois de ce viscère, on aperçoit un mouvement analogue à une sorte de tourbillon, et se passant dans un mélange de liquide et de bulles fines de gaz. En ouvrant largement l'oreillette et le ventricule droit, il s'en écoule un sang liquide, lie de vin, avec petites bulles d'air très-fines aperçues par quelques-uns des assistans. Une petite quantité de sang écumeux a été trouvée adhérente aux parois du ventricule droit, et en plus grande quantité dans l'artère pulmonaire. Rien de notable dans les autres organes.

EXPÉRIENCES SUR LES MOUTONS.

PREMIÈRE EXPÉRIENCE.

Introduction spontanée de l'air par une ouverture faite à la partie inférieure de la veine jugulaire droite, après avoir retiré du sang artériel ; mort sept minutes après ; les cavités droites du cœur étaient remplies de sang écumeux.

Sur un mouton bien portant, âgé de quatre ans, on ouvre l'artère carotide, puis on en fait la ligature après avoir laissé couler une quantité de sang qui peut être évaluée à la moitié de celle qu'il faudrait pour faire périr cet animal par hémorrhagie. Après l'avoir ainsi affaibli, on le met en liberté, il se lève, mais reste tranquille sur ses quatre pattes.

2 minutes après, on le reprend, et à 2 heures, on ouvre la veine jugulaire droite à la partie inférieure du cou ; presque

aussitôt le bruit de lapement se fait entendre et la respiration s'accélère.

A 2 heures 3 minutes, on n'entend plus ce bruit ; mais dès qu'on maintient avec des pinces l'ouverture de la veine béante, il reparait avec une grande intensité. Le cœur présente dès lors un bruit de coassement remarquable, et un instant après la respiration est presque convulsive et plutôt abdominale que pectorale.

A 2 heures 5 minutes, le phénomène de l'introduction de l'air n'a plus lieu. On lâche l'animal, il se débat et crie sans pouvoir se soutenir sur ses pattes ; enfin il est pris de mouvemens convulsifs et la mort arrive à 2 heures 7 minutes, *7 minutes* après l'ouverture de la veine jugulaire.

Autopsie faite immédiatement, — Les poumons sont durs et distendus par de l'air, comme si on les avait à moitié insufflés.

Les cavités droites du cœur ainsi que l'artère pulmonaire sont remplies de sang écumeux. Le ventricule contient en outre un caillot.

Les cavités gauches ne renferment que quelques bulles d'air.

DEUXIÈME EXPÉRIENCE.

Introduction spontanée de l'air par une ouverture faite à la partie inférieure de la veine jugulaire droite d'un mouton après avoir retiré du sang artériel ; mort seize minutes après ; les cavités droites étaient remplies de sang écumeux.

On commence par couper l'artère carotide droite, et après avoir fait la torsion du bout supérieur, on laisse couler, par le bout inférieur, une quantité de sang qui peut être évaluée approximativement au tiers de celle qu'il faudrait pour faire périr l'animal par hémorrhagie. La torsion de cette artère étant faite, on met l'animal en liberté. Il se lève, marche et cherche à s'enfuir.

Un instant après, à 3 heures 10 minutes, on ouvre la veine jugulaire droite vers le milieu du cou, aucun phénomène ne se produit.

A 3 heures 12 minutes, une autre ouverture est faite à cette veine dans un point très rapproché de la poitrine; aussitôt le bruit de lapement annonçant l'introduction de l'air se fait entendre, et presque en même temps la respiration s'accélère.

A 3 heures 13 minutes, on écarte les lèvres de l'ouverture de la veine pour favoriser l'entrée de l'air; bruit particulier à la région du cœur, respiration anxieuse, plaintes, gémissemens.

A 3 heures 14 minutes, il sort pendant l'expiration, par l'ouverture veineuse, de grosses bulles d'air; bruit plus fort, excrétion de l'urine.

A 3 heures 17 minutes, respiration convulsive, langue pendante hors de la bouche.

A 3 heures 20 minutes, respiration abdominale, tantôt précipitée, tantôt suspendue, cris très forts.

A 3 heures 22 minutes, on bouche avec le doigt l'ouverture de la veine, qui un instant après est remise à nu.

A 3 heures 26 minutes, 16 *minutes* après le commencement de l'introduction de l'air on met l'animal dans la position verticale, en le tenant sur ses deux pattes de derrière, et presque aussitôt il meurt.

Autopsie. — Sang écumeux dans les cavités droites du cœur, ainsi que dans l'artère pulmonaire.

Sang liquide non mélangé d'air, en très petite quantité dans les cavités gauches.

EXPÉRIENCES SUR LES CHEVAUX.

PREMIÈRE EXPÉRIENCE.

Introduction spontanée de l'air par une ouverture pratiquée à la veine jugulaire gauche d'un cheval, après avoir retiré du sang artériel; mort trois minutes et demie après; les cavités droites et gauches du cœur contenaient du sang écumeux.

Sur un vieux cheval, destiné à être abattu, on coupe l'artère carotide entre deux pinces, et après avoir fait la torsion du bout supérieur, on laisse couler par le bout inférieur une quantité de sang qui peut être évaluée au tiers de celle que perd un animal de la même force lorsqu'il meurt par hémorrhagie. La torsion de cette artère étant faite, on ouvre à 8 heures 22 minutes et demie la veine jugulaire gauche à la partie inférieure du cou, et quoique dans ce point il soit impossible d'apercevoir le reflux du sang, l'air s'introduit cependant en produisant un bruit très-fort.

Une demi-minute après, l'animal tombe comme frappé de la foudre, et sa respiration est d'une fréquence extrême.

A 8 heures 24 minutes, flexion de la tête, puis extension convulsive.

A 8 heures 26 minutes, 3 *minutes et demie* après, il meurt.

Autopsie faite immédiatement. — En coupant les tissus qui recouvrent la poitrine, il sort par les veines du sang mêlé de bulles d'air.

Le cœur est très-distendu. Les cavités droites contiennent peu de sang et beaucoup d'écume.

Les cavités gauches renferment un peu d'écume, ainsi que l'artère pulmonaire, les veines pulmonaires et l'aorte.

Les artères et les veines coronaires, les artères et les veines du cerveau sont remplies de bulles d'air.

DEUXIÈME EXPÉRIENCE.

Introduction spontanée de l'air par une ouverture faite à la partie inférieure de la veine jugulaire droite d'un cheval, après avoir retiré du sang artériel; mort neuf minutes après; les cavités droites du cœur contenaient du sang écumeux.

On commence par ouvrir l'artère carotide droite et on laisse couler une quantité de sang qui remplit le quart d'un seau. Malgré cette saignée, l'animal se promène et mange de l'herbe.

On ouvre ensuite, à 7 heures 52 minutes, la veine jugulaire droite, à la partie inférieure du cou. On entend aussitôt le bruit indicateur de l'introduction de l'air; la respiration s'accélère, et 2 minutes après, l'animal tombe, se débat violemment, tremble, relève un peu la tête, puis ne peut la soutenir. Quelques minutes après, il se plaint, urine; enfin il meurt à 8 heures 1 minute, c'est-à-dire 9 *minutes* après l'ouverture de la veine.

Autopsie. — En coupant les tissus qui recouvrent la poitrine, il s'est échappé par les veines une grande quantité de sang écumeux, et par les artères du sang rouge non mêlé d'air.

Beaucoup d'écume et de sang liquide dans les cavités droites du cœur; dans les cavités gauches, beaucoup de sang sans une bulle d'air. L'aorte contenait un caillot à la surface duquel on voyait çà et là quelques bulles d'air. Les artères et les veines coronaires renfermaient du sang écumeux. Les vaisseaux fémoraux et la veine cave inférieure contenaient des bulles d'air. On en trouvait aussi dans les veines de la convexité du cerveau et dans l'un de ses ventricules.

Les poumons étaient aplatis, revenus sur eux-mêmes, et ne présentaient aucune trace d'emphysème.

TROISIÈME EXPÉRIENCE.

Introduction spontanée de l'air par une ouverture faite à la partie inférieure de la veine jugulaire, après avoir retiré du sang artériel; mort douze à treize minutes après; les cavités droites du cœur contenaient beaucoup de sang écumeux.

Sur un cheval, on coupe l'artère carotide, et après avoir fait la torsion du bout supérieur, on laisse couler par l'inférieur une quantité de sang qu'on évalue à un quart de seau.

On promène ensuite l'animal qui marche facilement. Un instant après, on ouvre, à 4 heures 38 minutes, la veine jugulaire à la partie inférieure du cou, et on passe une ligature autour du bout supérieur. Aussitôt l'air pénètre avec bruit, et au bout de 2 minutes, la respiration s'accélère.

A 4 heures 42 minutes, on fait marcher l'animal. Bientôt il respire plus fréquemment, chancelle, tombe sur ses genoux, et reste un instant dans cette position, puis tombe tout-à-fait.

A 4 heures 40 minutes, il ferme les yeux, ouvre largement les naseaux, respire avec la plus grande difficulté et s'étend convulsivement. Il meurt à 4 heures 50 minutes, 12 à 13 minutes après l'ouverture de la veine.

Autopsie. — Cavités droites du cœur très-distendues, contenant du sang écumeux et des caillots. Point d'air dans les cavités gauches. Les veines de la convexité du cerveau et le sinus longitudinal supérieur contenaient des bulles d'air.

Poumons revenus sur eux-mêmes, non emphysémateux.

QUATRIÈME EXPÉRIENCE.

Introduction spontanée de l'air par une ouverture faite à la partie inférieure de la veine jugulaire droite, après avoir retiré du sang veineux ; mort douze minutes après; les quatre cavités du cœur contenaient du sang écumeux.

Sur un cheval entier, morveux, on ouvre vers le milieu du cou la veine jugulaire droite, et on laisse couler une quantité de sang équivalente à une saignée ordinaire faite sur les animaux de la même espèce. Au moment où l'on cesse la compression exercée au-dessous de l'ouverture veineuse, un bruit annonçant l'introduction de l'air se fait entendre.

A 4 heures 14 minutes, ouverture longitudinale de la même veine, à la partie inférieure du cou; immédiatement après, entrée de l'air avec bruit; puis, accélération de la respiration et sortie de grosses bulles d'air pendant l'expiration.

A 4 heures 20 minutes, l'accélération de la respiration est plus grande: l'animal tombe sur les genoux, le cou courbé; il s'étend convulsivement; sa physionomie exprime la colère; œil hagard, rétraction des lèvres laissant les dents à nu, abaissement des oreilles : il a, disent les équarrisseurs, l'aspect d'un cheval enragé.

A 4 heures 23 minutes, respiration convulsive, physionomie inanimée.

A 4 heures 27 minutes, 13 *minutes* après la dernière ouverture faite à la veine, l'animal meurt.

Autopsie. — Les veines du thorax contenaient beaucoup d'air.

Les poumons étaient affaissés et ne présentaient aucune trace d'emphysème.

Le péricarde était collé sur la surface du cœur, tant celui-ci était distendu.

Les cavités droites contenaient beaucoup de sang; à sa superficie on voyait de l'écume en assez grande quantité.

Les cavités gauches renfermaient peu de sang liquide, mais beaucoup de sang écumeux.

L'artère pulmonaire a offert aussi du sang écumeux.

Les veines de la convexité du cerveau contenaient quelques bulles d'air.

CINQUIÈME EXPÉRIENCE.

Introduction spontanée de l'air par une ouverture faite à la veine jugulaire, après avoir retiré du sang artériel; mort treize minutes après; les cavités droites étaient remplies de sang écumeux; les cavités gauches contenaient quelques bulles d'air.

Sur un cheval, on ouvre l'artère carotide et on retire environ trois à quatre livres de sang. On prévient, par la torsion de l'artère, l'écoulement ultérieur du sang.

A 4 heures 51 minutes, on fait une large ouverture à la partie inférieure de la veine jugulaire, et l'air s'y introduit aussitôt avec bruit de glouglou ou de gargouillement. Au bout de 2 à 3 minutes, la respiration s'accélère, s'embarrasse, devient suspirieuse, et l'animal urine.

A 4 heures 59 minutes, il chancelle comme dans l'ivresse.

A 5 heures, il tombe en poussant des soupirs et des gémissemens bruyans et en agitant ses membres.

A 5 heures 1 minute, les gémissemens deviennent plus plaintifs; il survient une extension convulsive du cou et des membres antérieurs.

A 5 heures 4 minutes, l'animal expire, 13 *minutes* après le commencement de l'introduction de l'air.

Autopsie. — Grande quantité de sang écumeux dans les cavités droites distendues; bulles d'air sur les parois des cavités gauches; mêmes bulles en très grande quantité dans les veines coronaires; mousse sanglante dans l'artère pulmonaire, analogue à ces crêmes rosées qu'on sert sur nos tables; bulles d'air dans le sang que contient l'aorte. La surface du cerveau, du cervelet et de la partie supérieure de la moelle est hérissée d'innombrables bulles d'air, les unes déposées au-dessous de l'arachnoïde, les autres contenues dans les veines; en pressant celles-ci, après en avoir fait l'incision, les bulles s'en échappent en abondance. Rien de notable dans les poumons.

Nota. Au bout de 10 à 12 minutes, le sang retiré de l'artère carotide formait un caillot bien pris, comme organisé en chair, et assez semblable, quand on le coupait, à du saucisson de Lyon, ou à la substance de la rate. Il était recouvert d'une couenne d'un gris ambré qui pénétrait dans son intérieur en y formant des intersections.

SIXIÈME EXPÉRIENCE.

Introduction spontanée de l'air par une ouverture faite à la partie inférieure de la veine jugulaire, après avoir retiré du sang veineux; mort seize minutes après; les cavités droites et gauches du cœur contenaient du sang écumeux.

Sur un cheval, on retire, par la veine jugulaire, quatre livres environ de sang. Après quoi, on ouvre à 9 heures 31 minutes cette même veine, à la partie inférieure du cou, et l'air y pénètre, s'y engouffre, pour ainsi dire, avec bruit de gargouillement et de flot. Au bout d'une minute, la respiration commence déjà à s'embarrasser.

A 9 heures 39 minutes, l'animal chancelle, tombe d'abord sur ses jambes de devant, puis sur le côté.

A 9 heures 45 minutes, il étend convulsivement ses membres et il meurt à 9 heures 47, minutes 16 *minutes* après le commencement de l'introduction de l'air.

Autopsie. — Distension des cavités droites du cœur, dans lesquelles on ne rencontre, au lieu de sang, qu'une écume sanglante; même écume dans l'artère pulmonaire; sang écumeux dans les artères et les veines coronaires; beaucoup d'écume et pas de sang dans les cavités gauches ; sang liquide et bulles d'air dans l'aorte ; bulles d'air dans les vaisseaux du cerveau ; médiocre quantité de bulles sous l'arachnoïde.

Nota. — Le caillot du sang provenant de la jugulaire n'offrait pas de couenne, ou du moins en offrait à peine quelques vestiges, et il ne présentait pas une organisation aussi décidée que le caillot provenant du sang de la carotide.

SEPTIÈME EXPÉRIENCE.

Introduction spontanée de l'air par une ouverture pratiquée à la partie inférieure de la veine jugulaire d'un cheval, après avoir retiré du sang artériel ; mort au bout de vingt-trois minutes; les cavités droites et gauches du cœur contenaient du sang écumeux.

On commence par ouvrir l'artère carotide et à faire perdre à l'animal une certaine quantité de sang, dont on arrête ensuite l'écoulement, en faisant la torsion de ce vaisseau.

Un instant après, l'animal, ainsi affaibli, mais marchant encore très-bien, est repris.

On ouvre alors, à 8 heures 10 minutes, la veine jugulaire à la partie inférieure du cou ; aussitôt on entend un bruit de gargouillement très fort, annonçant l'introduction de l'air.

A 8 heures 14 minutes, la respiration est très accélérée d'abord, puis convulsive.

A 8 heures 20 minutes, l'animal chancelle, fait pendant plusieurs minutes de grands efforts pour résister, et tombe enfin, 15 minutes après l'ouverture de la veine. Dans cette position l'animal se raidit, fléchit la tête, respire convulsivement.

A 8 heures 33 minutes il meurt, 23 *minutes* après l'ouverture de la veine jugulaire.

Autopsie. — Le côté droit du cœur est énormément

distendu, ses cavités contiennent beaucoup de sang écumeux.

Les cavités gauches contenaient aussi du sang écumeux, mais en bien moins grande quantité que du côté droit.

RÉSUMÉ DES EXPÉRIENCES DE LA DEUXIÈME SÉRIE.

D'après les expériences qui précédent, on voit clairement que la déplétion des vaisseaux, par la soustraction d'une certaine quantité de sang, a une grande influence sur la promptitude des effets de l'introduction spontanée de l'air dans les veines.

Sur seize animaux, soumis à ce genre d'expérience, quatorze sont morts, un seul a résisté (chien).

Sur un autre chien, on n'a laissé entrer que quelques bulles d'air et on l'a sacrifié, pour voir si elles étaient bien réellement entrées.

Les chiens sont morts après 1, 4, 6, 25 minutes.

Les moutons, après 7, 16 minutes.

Les chevaux, après 3 minutes et demie, 9, 12, 13, 16, 23 minutes.

Dans quelques cas, comme dans l'expérience (2e cheval) les phénomènes sont aussi rapides que par l'insufflation forcée et brusque, comme on le verra plus tard; les symptômes sont les mêmes, la mort est aussi prompte, et à l'autopsie on trouve aussi de l'air dans les cavités gauches. On ne peut expliquer cette différence que par la facilité que l'air trouve à passer dans des vaisseaux subitement désemplis.

La mort arrive sans doute plus promptement, parce que les trois organes principaux sont lésés par la présence de l'air dans leurs vaisseaux.

En résumé, on peut dire que l'introduction spontanée de l'air par une veine blessée détermine la mort d'autant plus promptement que l'animal a perdu plus de sang, ou qu'il a été épuisé par la douleur. Il ne faut pas croire que l'affaiblissement par toute autre cause puisse produire le même résultat; il semblerait au premier abord que l'affaiblissement par la *fatigue*, la *vieillesse*, ou la *maladie* devrait équivaloir à la soustraction d'une certaine quantité de sang; mais les expériences sur les chevaux prouvent que ce ne sont pas ceux qui sont le plus affaiblis en apparence qui résistent le moins, comme on le voit surtout par la quatrième expérience de la première série, sur une jument qui pouvait à peine se tenir sur les jambes.

TROISIÈME SÉRIE.

INFLUENCE DE LA CANALISATION DES VEINES SUR L'EXTENSION DU PHÉNOMÈNE DE L'INTRODUCTION SPONTANÉE DE L'AIR PAR UNE VEINE BLESSÉE.

Dans les expériences de la première série, j'ai eu pour but de démontrer que l'air peut s'introduire spontanément par des veines blessées dans les régions cervicales, pectorales et axillaires même. Dans la deuxième, que la soustraction d'une certaine quantité de sang, avant l'expérience, accélère la mort.

Maintenant, je veux prouver que si on canalise les veines, c'est-à-dire si on leur substitue des tubes à parois inflexibles, on peut étendre le phénomène de l'introduction spontanée de l'air beaucoup au-delà de ses limites à l'état normal, comme on va le voir par les expériences suivantes.

Dans cette série, j'ai cru devoir ranger l'expérience indiquée par Méry, parce que, comme on le sait, le foie canalise la veine cave inférieure.

PREMIÈRE EXPÉRIENCE.

Introduction d'un tube de caoutchouc dans la partie supérieure de la veine jugulaire droite d'un chien ; entrée de l'air aussitôt que l'extrémité de ce tube est arrivée au point où a lieu le pouls veineux ; aspiration avec une seringue ; mort quelques minutes après ; à l'ouverture, le cœur était très-distendu ; les cavités droites renfermaient du sang écumeux ; les cavités gauches contenaient du sang rutilant ; l'artère pulmonaire était pleine de sang très-écumeux.

Sur un chien de moyenne taille, on ouvre la veine jugulaire droite, au tiers supérieur du cou. Du sang s'écoule par le bout inférieur, pendant l'expiration. L'introduction de l'air n'a pas lieu, parce que l'ouverture est faite trop haut. On introduit alors, par l'ouverture faite à cette veine, un tube de caoutchouc de 3 pouces 4 lignes de longueur et d'un calibre de 3 millimètres. Aussitôt que l'instrument a pénétré au niveau de l'endroit où s'opère le flux et le reflux du sang, le phénomène de l'introduction de l'air se produit et la respiration ne tarde pas à s'embarrasser.

10 minutes après, on remplace le premier tube par un autre plus long et qu'on fait arriver jusque dans l'oreillette. Alors on cherche à aspirer l'air au moyen d'une seringue, et on retire une grande quantité de sang non écumeux, et environ un cinquième d'air en volume. L'animal avait perdu 3 à 4 palettes environ de sang. Au bout d'une demi-minute, on le met par terre, il se couche les pattes écartées, et n'a pas la force de remuer.

Bientôt apparaissent des mouvemens convulsifs, la respiration devient de plus en plus difficile et la mort a lieu.

Autopsie. — Distension des cavités droites du cœur. Le sang qui sort de ces cavités n'est pas sensiblement écumeux; celui de l'origine de l'artère pulmonaire l'est un peu.

Aucune bulle d'air dans les cavités gauches; le sang qu'elles contiennent est rutilant.

DEUXIÈME EXPÉRIENCE.

Introduction d'air à l'aide d'un tube placé dans la veine jugulaire à la partie moyenne du cou; introduction spontanée de l'air par une ouverture faite à la partie inférieure de la même veine; mort une heure dix-neuf minutes après. Les cavités droites renfermaient beaucoup de sang écumeux.

Sur un vieux cheval, on ouvre à 6 heures 28 minutes la veine jugulaire *au milieu du cou*, et on y introduit un tube à l'aide duquel le phénomène de l'entrée de l'air a lieu; à 6 heures 32 minutes, on voit de grosses bulles sortir pendant l'expiration, entre le tube et les parois de la veine.

A 6 heures 41 minutes, la respiration s'accélère un peu, après qu'on a, par la compression des naseaux, favorisé l'entrée de l'air.

A 6 heures 46 minutes, il urine.

A 7 heures 2 minutes, on fait marcher l'animal qui perd beaucoup de sang; sa respiration devient très accélérée.

A 7 heures 28 minutes, on a ouvert la même veine, à la partie inférieure du cou. Aussitôt l'air s'est introduit avec bruit, et à 7 heures 37 minutes l'animal est tombé, il a fléchi sa tête, puis il s'est étendu convulsivement, sa respiration est devenue suspirieuse, et il est mort, à 7 heures 47 minutes; 1 *heure* 19 *minutes* après le commencement de l'expérience, 19 *minutes* après l'introduction spontanée de l'air par la dernière ouverture faite à la veine jugulaire.

Autopsie. — Il y avait encore beaucoup de sang dans les vaisseaux.

La veine azygos, ainsi que les veines caves, renfermaient une grande quantité de bulles d'air.

Le cœur était moins distendu que dans d'autres expériences.

Les cavités droites contenaient beaucoup d'écume ; le ventricule de ce côté renfermait en outre beaucoup de sang liquide.

Il y avait une petite quantité de bulles d'air dans les cavités gauches.

EXPÉRIENCE DE MÉRY.

On trouve dans les mémoires de l'Académie des sciences, 1707, page 167, le passage suivant :

« Le ventre d'un chien *(dit Méry)*, étant ouvert, si on pique » la veine cave au-dessus des artères émulgentes, avec la » pointe d'une lancette, on voit qu'à mesure qu'elle se vide de » sang, elle se remplit d'air qui, s'écoulant de ses racines dans » son tronc, va se rendre dans le ventricule droit du cœur. » Cet air forme dans son passage entre les gouttes de sang » qui y entrent avec lui des bulles d'autant plus grosses qu'il » reste moins de sang dans le canal de la veine cave, ce qui » continue pendant tout le temps que le chien respire et cesse » sitôt que la respiration vient à lui manquer. »

PREMIÈRE EXPÉRIENCE.

Introduction spontanée de l'air par une ouverture pratiquée à la veine cave inférieure au-dessus des émulgentes ; mort huit minutes après ; les cavités droites du cœur seules contenaient du sang mousseux.

Sur un lapin, on ouvre la veine cave inférieure au-dessus des émulgentes, et aussitôt un flot de sang s'échappe en nappe; puis l'air s'introduit pendant qu'on maintient l'ouverture béante.

8 *minutes* après, l'animal expire.

Autopsie faite immédiatement. — L'oreillette et le ventricule droits sont pleins d'un sang rouge et mousseux. Il n'y a pas de sang dans les cavités gauches.

DEUXIÈME EXPÉRIENCE.

Introduction spontanée de l'air par une ouverture pratiquée à la veine cave inférieure, au-dessus des émulgentes; insufflation d'air dans la veine cave; mort deux minutes après; les cavités droites du cœur seules contenaient du sang écumeux.

Sur un lapin, on ouvre la veine cave inférieure, un peu au-dessus des émulgentes. Un flot de sang s'échappe aussitôt en nappe et permet à peine à l'air de s'introduire par l'ouverture. On essaie de faciliter l'entrée de l'air qui s'introduit lentement et avec peine.

5 *minutes* après l'éventration, l'animal n'ayant pas succombé, on insuffle, avec un tube, de l'air dans la veine cave supérieure, et 2 *minutes* après l'animal meurt.

Autopsie faite immédiatement. — L'oreillette et le ventricule droits sont pleins d'un sang rouge et mousseux. Il n'y a pas de sang dans les cavités gauches.

RÉFLEXIONS SUR LES EXPÉRIENCES DE LA TROISIÈME SÉRIE.

(Canalisation des veines.)

Des expériences de cette série il résulte, qu'en canalisant les veines de la *région dangereuse*, au-delà du point où le pouls veineux a lieu à l'état normal, on peut étendre beaucoup plus loin le phénomène de l'introduction spontanée de l'air par une veine blessée. Ainsi ces dernières expériences ont pour but de démontrer que si une veine est dilatée et tenue béante comme une artère par une maladie organique, le phénomène de l'introduction spontanée de l'air est presque aussi à redouter que si la veine était blessée, là où a lieu ordinairement le pouls veineux; c'est ce que nous verrons dans quelques-unes des observations recueillies sur l'homme.

Du reste, ces résultats pouvaient être facilement pressentis, par les belles expériences de MM. Magendie, Barry et Poiseuille.

Quant à l'expérience de Méry, on voit qu'elle ne m'a pas complètement réussi; dans la première, j'ai été forcé de tenir l'ouverture de la veine béante pour favoriser l'entrée de l'air, et dans la seconde, je n'ai même pas réussi en employant ce moyen. Ces résultats sont d'accord avec ceux obtenus par Nysten, qui dit dans son ouvrage (Recherches de Physiologie et de Chimie pathologiques, page 4) : « J'ai répété l'expérience » de Méry et n'ai pas observé le résultat qu'il annonce ; ce » qui dépend sans doute ou de la grandeur de l'ouverture faite » à la veine, ou de ce que ce résultat n'a pas lieu cons» tamment. »

CHAPITRE DEUXIÈME.

EXPÉRIENCES SUR L'INTRODUCTION FORCÉE DE L'AIR DANS LES VEINES.

Quoique l'introduction forcée de l'air dans les veines n'ait pas directement trait à notre sujet, il ne sera pas sans intérêt de comparer les effets de l'introduction *forcée* et *spontanée*.

L'introduction forcée comprend deux divisions :

1° L'introduction *forcée* et *brusque*.

2° L'introduction *forcée* et *lente*.

Je divise l'introduction forcée de l'air en deux classes.

1° L'introduction forcée par insufflation avec la bouche.

2° L'introduction forcée par injection avec une seringue.

L'air introduit de force du côté du cœur par les veines jugulaires ou axillaires, etc., soit par insufflation, soit par injection, détermine presque toujours subitement la mort sur des animaux de différentes espèces. C'est un fait constaté et généralement admis. Les expériences suivantes ne font que confirmer ce qui est déjà établi.

PREMIÈRE SÉRIE.

INTRODUCTION FORCÉE ET BRUSQUE DE L'AIR DANS LES VEINES.

§ I. — INTRODUCTION FORCÉE ET BRUSQUE PAR INSUFFLATION.

EXPÉRIENCES SUR LES LAPINS.

PREMIÈRE EXPÉRIENCE.

Introduction d'air par insufflation avec la bouche dans la veine jugulaire d'un lapin; mort cinquante secondes après; les cavités droites du cœur étaient remplies de sang écumeux ; les cavités gauches en contenaient un peu.

Sur un lapin, on introduit dans la veine jugulaire, ouverte

au-delà du point où a lieu le reflux du sang, un tube à l'aide duquel une personne insuffle avec sa bouche du côté du cœur. Immédiatement après l'insufflation, l'animal a paru mort; mais au bout de quelques secondes, il s'est ranimé un peu, respirant convulsivement. Enfin, il est mort 50 *secondes* environ après le commencement de l'expérience.

Autopsie. — Les cavités droites du cœur étaient remplies de sang écumeux. Il y en avait un peu dans les cavités gauches.

DEUXIÈME EXPÉRIENCE.

Introduction d'air par insufflation forcée et brusque, avec un tube, dans la veine jugulaire d'un lapin; mort une minute après; cavités droites du cœur remplies de sang écumeux.

Sur un jeune lapin, on met à découvert, à 10 heures 52 minutes, la veine jugulaire gauche, et après l'avoir ouverte, on y introduit l'extrémité d'un chalumeau par lequel on fait l'insufflation du côté du cœur avec la bouche.

Immédiatement après, l'animal a crié, a fait des crottes, sa respiration s'est accélérée, et 1 *minute* après, la mort a eu lieu.

A l'*autopsie* faite de suite, le cœur se contractait encore avec force; les cavités droites très distendues étaient pleines de sang écumeux; les cavités gauches contenaient une petite quantité de sang non mélangé d'air.

EXPÉRIENCES SUR LES CHIENS.

PREMIÈRE EXPÉRIENCE.

Insufflation forcée et brusque dans la veine jugulaire d'un chien; mort deux minutes après; les cavités droites étaient remplies de sang écumeux.

Sur un chien de taille moyenne, on pratique une ouverture, à la veine jugulaire droite, et on y introduit un tube à l'aide duquel un homme *insuffle brusquement de l'air* avec la bouche. A peine l'insufflation était-elle terminée, que l'animal a crié, s'est agité, a uriné. Sa respiration est devenue haletante et il est mort 2 *minutes* après.

Autopsie. — Le cœur était très distendu.

Les cavités droites étaient remplies de sang mousseux.

Il n'y en avait pas dans les cavités gauches.

EXPÉRIENCES SUR LES MOUTONS.

PREMIÈRE EXPÉRIENCE.

Insufflation forcée et brusque, à l'aide d'un tube, dans la veine jugulaire d'un mouton ; mort une minute après ; les cavités droites du cœur étaient remplies de sang écumeux.

Sur un mouton bien portant, on met à découvert la veine jugulaire droite, et on en fait d'abord la ligature, afin d'empêcher le sang de revenir du bout supérieur.

On fait ensuite, au-dessous de la ligature, une ouverture à cette veine, par laquelle on introduit un tube au moyen duquel un homme insuffle de l'air avec la bouche. Après la première insufflation, l'animal s'est agité, et à peine la deuxième était-elle terminée, qu'il a uriné et est mort, 1 *minute* après le commencement de l'insufflation.

A l'*autopsie*, on trouve les cavités droites distendues, surtout l'oreillette de ce côté. Elles contiennent du sang mousseux en grande quantité.

DEUXIÈME EXPÉRIENCE.

Insufflation forcée et brusque, à l'aide d'un tube, dans la veine jugulaire d'un mouton affaibli ; mort immédiatement après ; les cavités droites étaient remplies de sang écumeux ; les cavités gauches en contenaient un peu.

Sur un mouton, qui porte à la cuisse un ulcère, suite de morsure de chien, et dans lequel on aperçoit des vers, on met à découvert la veine jugulaire droite, et on introduit par une ouverture qu'on vient de faire à cette veine, un tube par lequel un homme insuffle avec la bouche. A la fin de la première insufflation, la respiration s'accélère et l'animal urine. La deuxième était à peine achevée, que la mort a eu lieu.

Autopsie. — On trouve de l'écume dans le péricarde.

Il y a dans les cavités droites du sang écumeux. Il y en a un peu dans l'oreillette gauche, mais pas dans le ventricule.

EXPÉRIENCES SUR LES CHEVAUX.

PREMIÈRE EXPÉRIENCE.

Insufflation forcée et brusque, à l'aide d'un tube, dans la veine jugulaire d'un cheval poussif; mort trois minutes après; cavités droites du cœur remplies de sang écumeux; les cavités gauches en contenaient un peu.

Sur un cheval poussif, on ouvre la veine jugulaire gauche au milieu du cou, et on y introduit un tube avec lequel un homme vigoureux insuffle de l'air avec la bouche.

Au bout de la première insufflation, l'animal n'a pas paru souffrir; mais à peine la deuxième était-elle commencée, qu'il est tombé et s'est débattu; il a uriné, sa respiration s'est suspendue, puis elle a reparu convulsive pour cesser entièrement, 3 *minutes après* l'insufflation.

Autopsie. — Il sort de la veine jugulaire et des veines de la poitrine, une grande quantité de sang écumeux.

Epanchement considérable de liquide dans la cavité pleurale du côté gauche.

L'oreillette droite contient du sang liquide et du sang mousseux.

Le ventricule droit contient du sang autour duquel on voit une grande quantité de mousse d'une couleur plus vive que celle du sang.

L'oreillette gauche ne contient pas de sang écumeux.

Le ventricule gauche en contient une certaine quantité.

DEUXIÈME EXPÉRIENCE.

Insufflation forcée et brusque, à l'aide d'un tube, dans la veine jugulaire d'un mulet; mort cinq minutes après; les cavités droites du cœur ainsi que les cavités gauches étaient remplies de sang écumeux.

Sur un mulet, on introduit, dans l'une des veines jugulaires, un tube par lequel un homme insuffle brusquement de l'air du côté du cœur. A 5 heures 55 minutes, première insufflation, suivie immédiatement d'une seconde, à la fin de laquelle l'animal tombe. Il se relève, chancelle et retombe ayant la respiration très-accélérée; il se débat et se raidit.

A 5 heures 59 minutes, il pousse des gémissemens et sa respiration devient convulsive.

A 6 heures, il meurt, 5 *minutes après la première insufflation.*

Autopsie. — Les poumons étaient affaissés et ne présentaient aucune trace d'emphysème. — Distension très forte des cavités droites du cœur, qui étaient remplies d'une grande quantité de sang écumeux.

Les cavités gauches contenaient aussi beaucoup de sang spumeux.

Il y avait des bulles d'air dans les veines de la convexité du cerveau, entre l'arachnoïde et la pie-mère, ainsi que dans les veines du corps calleux.

TROISIÈME EXPÉRIENCE.

Introduction d'air par insufflation, à l'aide d'un tube, dans la veine jugulaire d'une jument; mort six minutes après; les cavités droites et gauches du cœur contenaient beaucoup de sang écumeux.

Sur une jument, on introduit, par une ouverture pratiquée à la veine jugulaire, un tube au moyen duquel un homme insuffle de l'air du côté du cœur avec sa bouche; deux insufflations sont faites coup sur coup, et à la fin de la seconde, l'animal tombe comme frappé d'un coup de massue; il fait entendre un hennissement et meurt, 6 *minutes après le commencement de l'insufflation.*

Autopsie. — Bulles d'air dans les veines coronaires.

Sang pur et sang écumeux dans les cavités droites du cœur.

Sang écumeux, d'un beau rouge, dans le ventricule gauche, ainsi que dans l'aorte et dans l'artère pulmonaire.

Bulles d'air nombreuses, dans les veines de la convexité du cerveau, et infiltration d'air dans le tissu cellulaire sous-arachnoïdien.

QUATRIÈME EXPÉRIENCE.

Insufflation brusque et forcée, à l'aide d'un tube, dans la veine jugulaire d'une jument; mort six minutes après; sang écumeux dans les cavités droites; sang écumeux dans les cavités gauches.

Sur une jument boiteuse, peu amaigrie, on fait à la veine jugulaire gauche, vers le milieu du cou, une ouverture par laquelle on introduit un tube à l'aide duquel un homme insuffle de l'air avec la bouche.

Après la première insufflation, la respiration n'a pas changé, seulement on a cru s'apercevoir que les yeux de l'animal étaient devenus ternes.

A peine la deuxième insufflation était-elle terminée, que l'animal est tombé comme une masse, puis il s'est relevé et est retombé de nouveau ; sa respiration s'est accélérée ; il a étendu convulsivement ses membres ; un peu plus tard la respiration est devenue convulsive, et la mort a été confirmée, 6 *minutes* après le commencement de l'insufflation.

Depuis que l'animal est tombé, il est sorti du sang écumeux

en assez grande quantité par l'ouverture de la jugulaire.

Autopsie faite immédiatement après. — En coupant les tissus qui recouvrent la poitrine, on voit du sang écumeux sortir des veines divisées, tandis qu'il ne sort des artères que du sang pur sans bulles d'air. Le cœur est tellement distendu, qu'il s'échappe avec force aussitôt qu'on ouvre le péricarde. Les cavités droites, surtout le ventricule, contiennent une grande quantité de sang écumeux, au-dessous duquel il y a du sang liquide. Il existe également du sang écumeux en assez grande quantité dans les cavités gauches. Les vaisseaux du poumon en contenaient aussi.

Aucune trace d'emphysème dans les poumons.

CINQUIÈME EXPÉRIENCE.

Introduction spontanée de l'air par une ouverture pratiquée à une veine du poitrail à un pouce de sa jonction avec la veine jugulaire; insufflation par cette dernière veine; mort cinq ou six minutes après la dernière expérience. Les quatre cavités du cœur étaient remplies de sang écumeux.

Sur un cheval, on ouvre une veine du poitrail, à un pouce environ avant son entrée dans la veine jugulaire. Aussitôt l'air s'introduit en produisant un léger bruit que tous les assistans n'entendent pas. Cependant, comme le phénomène a été constaté par la majorité des personnes présentes, on croit ne pas devoir attendre que la quantité d'air soit assez grande pour faire mourir l'animal, ce qui aurait été sans doute trop long, et on insuffle alors avec la bouche, à l'aide d'un tube, de l'air du côté du cœur, dans la veine jugulaire. Après la deuxième insufflation, l'animal est tombé comme une masse, il s'est débattu pendant quelques minutes; enfin il est mort 5 *ou* 6 *minutes* après la première insufflation.

Autopsie. — Les cavités droites, ainsi que les cavités gauches, étaient pleines de sang écumeux. La quantité contenue dans les premières était tellement grande, qu'elle en avait produit la distension.

SIXIÈME EXPÉRIENCE.

Insufflation forcée et brusque, à l'aide d'un tube, dans la veine jugulaire d'un cheval ; mort six minutes et demie après ; les cavités droites étaient remplies de sang écumeux ; les cavités gauches ne renfermaient pas d'air ; l'aorte était remplie de sang écumeux.

Sur un vieux cheval, on ouvre la veine jugulaire gauche, à la partie moyenne du cou. Au moment où l'on y met un tube pour pratiquer l'insufflation, l'introduction spontanée de l'air a lieu. Aussitôt un homme insuffle avec sa bouche. Après la deuxième insufflation, l'animal est tombé et s'est débattu violemment; la respiration est devenue très-fréquente, il a cherché vainement à se relever, il a poussé des gémissemens, s'est étendu convulsivement, et il est mort 6 *minutes et demie* après le commencement de l'insufflation.

Autopsie. — La partie inférieure du poumon droit était hépatisée. Il était revenu sur lui-même ainsi que le poumon gauche.

Tout le système veineux, même la veine porte et les veines qui s'y rendent, contenait une grande quantité de bulles d'air. A l'incision du foie, il en est sorti beaucoup.

L'artère coronaire contenait du sang écumeux ainsi que l'aorte.

Le cœur était énormément distendu. Les cavités droites contenaient beaucoup d'écume, qui était dans le ventricule à la surface d'un gros caillot.

Les cavités gauches contenaient du sang et très-peu d'air.

SEPTIÈME EXPÉRIENCE.

Insufflation forcée et brusque dans la veine jugulaire d'un cheval ; mort treize minutes après. Les cavités droites contenaient beaucoup de sang écumeux.

Sur un vieux cheval on ouvre, à 7 heures 13 minutes, la veine jugulaire gauche, à la partie supérieure du cou, et on y introduit un tube, au moyen duquel un homme insuffle avec force.

A la fin de la troisième insufflation, 2 minutes après la première, l'animal est tombé. Sa respiration s'est considérablement accélérée, il s'est plaint, sa langue est sortie hors de la bouche.

A 7 heures 18 minutes, l'animal est dans le même état. On fait une autre insufflation, qui détermine d'abord un grand changement dans la respiration ; puis, 3 minutes après, il s'étend convulsivement. A 7 heures 22 minutes, il urine ; à 7 *heures* 26 *minutes* il meurt, 13 *minutes après le commencement de l'expérience*.

Autopsie. — Il y avait de l'air dans les veines thoraciques ainsi que dans la veine azygos.

L'oreillette droite contenait de l'écume.

Le ventricule droit offrait un caillot, à la circonférence duquel existait beaucoup de mousse.

Le ventricule gauche renfermait un caillot décoloré, privé d'air, ainsi que l'oreillette.

HUITIÈME EXPÉRIENCE.

Insufflation brusque et forcée, à l'aide d'un tube, par la veine jugulaire ; mort seize minutes après ; les cavités droites seules étaient remplies de sang écumeux.

Sur un cheval entier, vigoureux, on essaie à plusieurs reprises d'insuffler de l'air du côté du cerveau par l'artère carotide; mais toujours la colonne de sang arrêtait cette insufflation; aussi l'animal a-t-il paru n'en ressentir aucun effet.

A 5 heures 14 minutes, on ouvre la veine jugulaire droite, dans laquelle un de mes aides insuffle, à l'aide d'un tube, de l'air du côté du cœur. La deuxième insufflation n'était pas terminée, lorsque l'animal est tombé et s'est débattu.

A 5 heures 19 minutes, il cherche à se relever, lève la tête, se remet sur ses quatre pieds, mais tremble, chancelle et retombe. La respiration va toujours en s'accélérant.

A 5 heures 22 minutes, troisième insufflation par un homme à large poitrine, suivie bientôt d'une quatrième, sans autre résultat, qu'un peu de changement dans la respiration.

A 5 heures 26 minutes, cinquième insufflation, puis une sixième, à la fin de laquelle la respiration devient convulsive; l'animal se raidit.

A 5 heures 30 minutes il meurt, 16 *minutes* après le commencement de l'insufflation.

Par les deux premières insufflations, faites par un de mes aides, il a été introduit à peu près :

Par la première, qui a été complète,	2 l. $\frac{2}{3}$	4 litres.
Par la deuxième, qui n'a pas été achev.	1 $\frac{1}{3}$	
Par les quatre dernières, faites par un homme à large poitrine, il a été introduit environ		15 litres.
Total de l'air insufflé,		19 litres.

Autopsie. — Grande quantité de bulles d'air dans les veines du thorax.

Beaucoup de sang écumeux dans les cavités droites du cœur.

Pas d'air dans les cavités gauches.

Quelques bulles d'air dans les veines du cervelet.

§ II. — INTRODUCTION, FORCÉE ET BRUSQUE, PAR INJECTION.

EXPÉRIENCE SUR UN LAPIN.

Introduction dans la veine jugulaire d'un lapin, de l'air contenu dans une bouteille de caoutchouc; mort en une minute; les cavités droites du cœur étaient remplies de sang écumeux; les cavités gauches en contenaient un peu.

Sur un lapin, on ouvre la veine jugulaire droite, au-delà du point où a lieu le reflux du sang, et on y injecte brusquement, du côté du cœur, tout l'air contenu dans une bouteille de caoutchouc. Après cette injection, l'animal a crié, s'est débattu, sa respiration est devenue convulsive et il a expiré une *minute* après le commencement de l'expérience.

Autopsie. — Les cavités droites du cœur étaient remplies de sang écumeux et il y en avait une certaine quantité dans les cavités gauches.

EXPÉRIENCES SUR LES CHIENS.

PREMIÈRE EXPÉRIENCE.

Injection d'air du côté du cerveau par la veine jugulaire gauche; mort une minute après; cœur très-distendu; sang écumeux dans les cavités droites; un peu de sang liquide dans les cavités gauches.

Sur un griffon, un peu affaibli par une précédente expérience, on ouvre la veine jugulaire gauche à sa partie moyenne, et on injecte, du côté du cerveau, l'air contenu dans une petite seringue à hydrocèle.

On maintient l'animal dans la position verticale. Il hurle et s'agite. Au bout de *une minute*, il s'affaisse et meurt absolument comme si on eût insufflé de l'air du côté du cœur. Quelques-uns des assistans croyaient que l'animal était mort par le cerveau; d'autres pensaient que l'air injecté était revenu dans le cœur par les anastomoses veineuses.

L'*autopsie*, faite de suite, est venue confirmer cette dernière opinion; en effet, le cœur était énormément distendu. Les cavités droites contenaient beaucoup de sang écumeux, tandis que les cavités gauches ne contenaient que du sang et pas une bulle d'air.

Les veines mammaires, jugulaires et faciales, les veines sous-clavières et les veines de la convexité du cerveau, contenaient çà et là des bulles d'air.

A l'origine de la veine jugulaire gauche on a trouvé deux valvules.

DEUXIÈME EXPÉRIENCE.

Injection d'air du côté du cœur par la veine jugulaire droite; ligature de la veine; guérison.

Sur un jeune boule-dogue, de moyenne taille, on pratique la laryngotomie; on fait ensuite l'incision de la veine jugulaire du côté droit; on constate le pouls veineux, et une minute après on introduit par l'ouverture, avec précaution et peu à peu, de l'air contenu dans une seringue d'un volume moyen. La canule de la seringue a été introduite de manière à ne laisser sortir ni air ni sang.

Une ligature d'attente avait été passée préalablement, de manière à ce qu'on pût lier la veine au-dessus et au-dessous, après avoir retiré la canule.

Aux deux tiers de l'injection, l'animal s'agite fortement, sa respiration devient très-embarrassée et anxieuse. La circulation s'accélère et on entend, lorsque tout l'air est introduit, un mélange de souffle ou de glouglou dans le cœur. *Une minute* après, ce bruit a cessé et la respiration revient peu à peu à l'état normal. On place les ligatures, et l'animal marche très-bien pour retourner à sa niche.

Il a continué à vivre.

TROISIÈME EXPÉRIENCE.

Injection d'air du côté du cerveau par la veine jugulaire droite, répétée trois fois sans résultat; injection d'air du côté du cerveau par la carotide gauche; accidens graves; introduction spontanée de l'air par une ouverture faite à la partie inférieure de la même veine; l'animal n'est pas mort, on l'a fait mourir en lui ouvrant l'aorte et la veine cave inférieure. Pas d'air dans les cavités du cœur.

Sur un gros mâtin, on a ouvert, à 3 heures 20 minutes, la veine jugulaire droite, vers le milieu du cou; il s'est écoulé un peu de sang, mais l'air ne s'y est point introduit.

A 3 heures 22 minutes, on a placé l'animal verticalement et on a injecté trois fois, du côté du cerveau, par l'ouverture faite à cette veine, l'air contenu dans une petite seringue, et on n'a observé aucun résultat. On a injecté ensuite, toujours du côté du cerveau, mais cette fois par l'artère carotide gauche, la même quantité d'air, et aussitôt après l'animal a eu des mouvemens convulsifs, puis une raideur tétanique des membres, qui, un instant après, sont devenus flasques.

A 3 heures 25 minutes, la veine jugulaire a été ouverte, à la partie inférieure du cou, l'animal étant verticalement sur ses deux pattes de derrière, comme précédemment. L'introduction de l'air a eu lieu avec bruit de lapement; l'animal s'est affaissé et il y a eu des déjections alvines. A partir de ce moment, la respiration est devenue convulsive, on l'a abandonné à lui-même, pensant qu'il allait mourir. Quelques minutes après, secousses convulsives des membres et du corps, puis raideur tétanique, qui a persisté jusqu'à ce qu'on l'ait fait mourir, en lui ouvrant l'aorte et la veine cave inférieure.

Autopsie. — Il y avait de l'air dans les veines mammaires, ainsi que dans celles de la convexité du cerveau.

Le cœur était flasque; ses cavités ne contenaient pas d'air.

Il y avait de grosses bulles d'air dans la veine cave supérieure.

QUATRIÈME EXPÉRIENCE.

Injection d'air du côté du cœur par la veine jugulaire droite ; compression de la poitrine ; introduction spontanée de l'air par une ouverture faite à la partie inférieure de la même veine ; guérison.

Sur un griffon de moyenne taille, on injecte, à 4 heures 30 minutes, par la veine jugulaire droite, tout l'air contenu dans une petite seringue (un quart de litre environ). Pendant cette introduction, l'animal reste calme. En lui pressant la poitrine, il sort quelques bulles d'air par l'ouverture de la veine.

A 4 heures 37 minutes, on coupe la veine transversalement sans faire d'injection nouvelle.

A 4 heures 47 minutes, troisième ouverture transversale de la même veine, sans injection d'air : on perçoit le bruit de lapement ; la plaie est tenue béante : on enlève de temps en temps les caillots, et peu après l'animal est pris de convulsions. Le sang qui vient du bout inférieur de la veine est plus rouge que celui qui s'échappe du bout supérieur ; l'animal a perdu une bonne palette de sang environ. On constate par momens l'entrée de l'air dans la veine et le bruit de lapement, ainsi que la sortie d'un sang écumeux.

L'ouverture de la veine est restée béante pendant tout le temps de l'expérience, et à 4 heures 47 minutes, 10 *minutes* après l'ouverture de la veine, l'animal, étant en bon état, est mis de côté.

Dix jours après, il a servi à une autre expérience.

RÉSUMÉ DES EXPÉRIENCES SUR L'INTRODUCTION FORCÉE ET BRUSQUE DE L'AIR DANS LES VEINES.

Comme on le voit, par les expériences précédentes, l'introduction brusque et forcée de l'air produit presque toujours instantanément la mort, sur des animaux d'espèce et de volume fort différens.

Sur dix-huit animaux soumis à ce genre d'expériences, quinze sont morts.

Les lapins après 50 secondes, 1 minute.

Les chiens après 2 minutes.

Les moutons après 1, 2 minutes.

Les chevaux après 3, 5, 6, 6 1|2, 13 et 16 minutes.

Trois ont résisté (chiens), mais après l'injection de l'air avec une seringue.

Les symptômes qu'on observe sont à peu près les mêmes; quel que soit l'animal, la mort est subite, instantanée. Il tombe comme frappé de la foudre ou par un coup de massue. C'est à peine si on a le temps d'observer ce qui se passe, entre l'instant de l'introduction forcée de l'air et la mort.

Quelquefois cependant, l'animal résiste assez longtemps (16 minutes), comme on le voit par la dernière expérience sur les chevaux; mais dans ce cas, les premières insufflations avaient été faites mollement et par un de mes aides, dont les poumons ne contiennent que 2 litres deux tiers d'air.

La différence des résultats peut tenir aussi à ce que, dans quelques cas, on n'a pas cru devoir lier la veine sur le tube qui a servi à insuffler; il arrive souvent alors que l'air insufflé reflue entre les parois de la veine et le tube.

Dans tous les cas, le cœur est distendu par du sang écumeux, les vaisseaux veineux et artériels sont plus ou moins remplis d'air. Les poumons ne paraissent point altérés.

La mort arrive évidemment par l'interruption de la circulation; l'air distend les cavités droites du cœur et empêche le sang veineux d'aborder dans ses cavités.

DEUXIÈME SÉRIE.

INTRODUCTION FORCÉE ET LENTE DE L'AIR DANS LES VEINES.

L'introduction forcée, lente et prolongée, de l'air dans la veine jugulaire, produit les mêmes phénomènes que l'introduction brusque, mais d'une manière beaucoup plus lente et qui permet enfin d'observer ce qui se passe entre l'introduction de l'air et la mort.

Dans ce genre d'expériences, les phénomènes que l'on observe se rapprochent beaucoup de ceux qui ont lieu par l'introduction spontanée de l'air.

PREMIÈRE EXPÉRIENCE.

Insufflation forcée, mais lente, à l'aide d'un tube, dans la veine jugulaire d'un jeune lapin ; mort trois minutes après; les cavités droites étaient remplies de sang écumeux.

Sur un jeune lapin, on met un tube dans la veine jugulaire droite et on insuffle très-doucement du côté du cœur de l'air avec la bouche.

Après la première insufflation, la respiration s'est très-accélérée.

Après la deuxième, l'animal s'est agité, la respiration est devenue convulsive, et il est mort 3 *minutes* après le commencement de l'expérience.

A l'*autopsie* faite de suite, le cœur était très-distendu et se contractait encore.

L'oreillette droite contenait du sang non mélangé d'air. Le ventricule de ce côté était rempli de sang écumeux.

Il y avait quelques bulles d'air dans les cavités gauches.

EXPÉRIENCES SUR LES CHIENS.

PREMIÈRE EXPÉRIENCE.

Insufflation forcée et lente à l'aide d'un tube dans la veine jugulaire d'un jeune chien; mort une minute après; les cavités droites étaient pleines de sang écumeux.

Sur un petit chien très-jeune, on introduit un tube par une ouverture faite à la veine jugulaire droite, et *on insuffle doucement de l'air* avec la bouche. Immédiatement après l'insufflation, l'animal a crié, s'est un peu agité, a uriné, et il est mort en *une minute.*

Autopsie.— Le cœur était très-distendu. Les cavités droites étaient pleines de sang mousseux.

Les cavités gauches ne contenaient que du sang pur.

DEUXIÈME EXPÉRIENCE.

Insufflation forcée et lente à l'aide d'un tube dans la veine jugulaire d'un petit chien; mort trois minutes et demie après; sang écumeux dans les cavités droites du cœur; peu de sang écumeux dans les cavités gauches.

Sur un petit chien, on met à découvert la veine jugulaire et on l'ouvre à la partie moyenne du cou. Un tube étant introduit par l'ouverture, on insuffle lentement de l'air avec la bouche. L'insufflation était à peine achevée, que l'animal a crié, s'est agité violemment et a uriné.

3 minutes après, on fait une autre insufflation semblable à la première. Immédiatement après, l'animal a crié, il a abandonné sa tête à son poids, la respiration est devenue convulsive et il est mort, *une demi-minute après cette dernière insufflation.*

Autopsie faite de suite. — L'oreillette droite se contractait avec force. Elle était, ainsi que le ventricule, très-distendue; après l'ouverture du ventricule, qui contenait de l'air libre et du sang écumeux, les battemens de l'oreillette sont devenus plus énergiques.

Il est sorti, des cavités gauches, du sang dont une partie était rouge et l'autre écumeuse.

L'aorte contenait de l'air.

RÉFLEXIONS SUR L'INTRODUCTION FORCÉE ET LENTE DE L'AIR DANS LES VEINES.

D'après les expériences de cette série, on peut constater que les phénomènes sont les mêmes que par l'introduction forcée et brusque, seulement la mort est plus lente : elle est en rapport avec l'introduction ménagée de l'air, parce que l'harmonie des fonctions circulatoires et respiratoires n'est pas détruite brusquement.

Généralement, on dit cependant qu'il faut une grande quantité d'air, lorsqu'on le pousse doucement dans le système veineux, pour faire périr un animal, et que quelquefois même on n'y parvient pas.

Sans doute la différence des résultats que j'ai obtenus tient à la manière de faire l'expérience.

Je préfère l'insufflation avec la bouche à l'aide d'un tube de paille, de plume ou de métal, comme un chalumeau, parce qu'on est plus sûr de faire pénétrer l'air, tandis qu'il n'en est pas de même avec une seringue ordinaire, qui peut laisser échapper l'air, et faire varier les résultats, comme on l'a vu par les trois dernières expériences de la série précédente.

En comparant ces derniers résultats avec ceux de la première série, c'est-à-dire par l'introduction spontanée de l'air dans les veines, on voit évidemment qu'il y a une grande analogie entre les phénomènes qui ont lieu, lorsque l'air est poussé doucement et lorsqu'il s'introduit spontanément; les symptômes sont les mêmes, les animaux meurent à peu près dans le même espace de temps.

Il existe cependant une différence fort notable, c'est qu'après la mort déterminée par le phénomène spontané, on ne trouve généralement que les cavités droites distendues par de l'air, tandis qu'après l'introduction forcée on trouve souvent de l'air dans les cavités gauches, ainsi que dans les artères et les veines.

On pourrait peut-être expliquer la différence de promptitude de la mort, en disant que, dans l'introduction forcée de l'air, les fonctions du cœur, du poumon et du cerveau sont troublées, tandis que, dans l'introduction lente ou spontanée, il n'y a que les deux premiers organes de lésés.

Les deux dernières séries d'expériences sont sans doute fort intéressantes, mais elles ne peuvent servir qu'accessoirement à éclairer la question qui nous occupe.

Revenons à la première série, c'est-à dire à l'introduction spontanée, accidentelle de l'air; et cherchons ce qu'il faut faire, ce qui convient le mieux pour *éviter*, *arrêter*, ou *détruire* ce formidable accident.

CHAPITRE TROISIÈME.

RECHERCHES EXPÉRIMENTALES SUR LES MOYENS D'EMPÊCHER, D'ARRÊTER OU DE DÉTRUIRE LES EFFETS DE L'INTRODUCTION SPONTANÉE DE L'AIR DANS LES VEINES.

Voyons maintenant s'il est possible de trouver, par l'expérimentation, un moyen efficace, d'empêcher ou de détruire le phénomène de l'introduction spontanée de l'air par une veine blessée.

EXPÉRIENCES SUR LES CHIENS.

PREMIÈRE EXPÉRIENCE.

Introduction spontanée de l'air par une ouverture faite à la partie inférieure de la veine jugulaire droite d'un chien, après avoir entouré et serré avec des cordes la poitrine et l'abdomen; aspiration avec une seringue; mort quelques instans après la dernière aspiration; les cavités droites du cœur étaient remplies de sang écumeux.

Sur une chienne braque de forte taille, on serre d'abord avec force la poitrine avec une corde, puis on découvre la veine jugulaire droite et on la pique dans le point où le flux et le reflux du sang ont lieu. Aussitôt bruit de lapement assez fort. Un instant après, on délie l'animal et le bruit de lapement est extrêmement faible. En tenant les lèvres de l'ouverture écartées l'une de l'autre, l'air s'introduit plus facilement et le bruit de lapement devient plus manifeste. On met l'animal debout et les mêmes phénomènes s'observent. On introduit quelques minutes après, dans la veine jugulaire, un tube d'argent à l'extrémité duquel on fixe une seringue pour faire l'aspiration de l'air. A mesure qu'on fait l'aspiration, la seringue s'échauffe et on est tout étonné de la trouver remplie; les neuf dixièmes, par du sang, et un dixième par de l'air. Quatre fois, l'aspiration a été ainsi faite, le tube étant au moins jusque dans l'oreillette, et toujours la seringue contenait beaucoup de sang et une très-petite quantité d'air. Par cette action de la seringue, l'animal a perdu environ douze onces de sang. Peu à peu sa respiration s'est accélérée; déjections alvines; secousses convulsives; et l'animal est mort peu de temps après la dernière expérience avec la seringue.

Autopsie immédiatement après. — Le cœur est très-gros, l'oreillette droite contient du sang noir non écumeux. Le ventricule droit est plein de sang écumeux couleur chocolat.

L'oreillette et le ventricule gauches contiennent beaucoup de sang rouge.

La veine axillaire gauche contient de l'air ainsi que les veines pectorales et mammaires. La veine axillaire droite n'en contient pas.

Une des veines de la convexité du cerveau contient de l'air. On n'en voit pas dans les autres veines.

DEUXIÈME EXPÉRIENCE.

Introduction spontanée de l'air par une ouverture faite à la partie inférieure de la veine jugulaire droite d'un chien, après avoir comprimé fortement la poitrine et le ventre avec des bandes; continuation du phénomène après la levée de la compression; mort au bout de dix-sept minutes; les cavités droites du cœur étaient remplies de sang écumeux; les cavités gauches contenaient quelques bulles d'air.

Sur un chien de berger assez grand, on entoure, à 3 heures 19 minutes, la poitrine et l'abdomen avec des bandes que l'on serre fortement et que l'on maintient encore avec de la ficelle; puis on ouvre la veine jugulaire droite à sa partie inférieure; aussitôt bruit de lapement très-distinct, et quelques secondes après, agitation de la respiration. Deux minutes après, on place l'animal verticalement, et le bruit de lapement devient beaucoup plus fort et plus fréquent, accélération de la respiration, cris, gémissemens, anxiété, flexion de la tête. On place l'animal sur le dos, et, dans cette position, du sang écumeux sort par la plaie de la veine, ce qui n'avait pas lieu dans la position verticale.

A 3 heures 29 minutes, on enlève le bandage et le bruit de lapement continue. Abandonné à lui-même sur la table, le chien ne se relève pas. Mis par terre, il se relève, se promène, puis tombe. A 3 heures 34 minutes, convulsions, cris, évacuation de l'urine et des matières fécales, hurlemens, flexion de la tête en avant, langue pendante hors de la bouche.

L'animal continue à perdre du sang avec lequel s'échappent quelques bulles d'air.

Cette quantité de sang est assez considérable pour que plusieurs des assistans pensent que l'hémorrhagie a pour beaucoup concouru à la mort.

A 3 heures 36 minutes il est mort, 17 *minutes* après l'introduction spontanée de l'air.

Autopsie. — Bulles d'air dans les veines et dans les artères mammaires, surtout dans celles du côté droit.

L'artère crurale était vide de sang et d'air; la veine crurale contenait du sang écumeux.

Les veines jugulaires et les artères carotides ne contenaient pas d'air.

Bulles d'air nombreuses dans les veines caves.

Au moment où on a piqué la veine cave inférieure, il est sorti, avec une grande quantité de sang, des bulles d'air, et aussitôt après le côté droit du cœur s'est affaissé. L'oreillette et le ventricule de ce côté contenaient cependant encore beaucoup de sang écumeux. Les cavités gauches contenaient quelques bulles d'air.

Sang écumeux dans les artères et dans les veines pulmonaires.

Une valvule existait à une ligne au-dessous de l'ouverture faite à la veine jugulaire. Cette valvule n'avait pas empêché le reflux d'une certaine quantité de sang écumeux.

TROISIÈME EXPÉRIENCE.

Introduction spontanée de l'air par une ouverture faite à la veine jugulaire droite, comme pour une saignée; ligature de la veine; guérison.

Sur un chien de moyenne taille, on fait une ponction à la veine jugulaire droite, à un pouce au-dessus de la poitrine. Hémorrhagie abondante, puis introduction de quelques bulles d'air pendant l'inspiration. On écarte le membre antérieur droit, l'ouverture est béante et l'air se précipite avec bruit dans la veine. Ce phénomène est instantané. On ferme aussitôt l'ouverture : la respiration est un peu plus difficile, et après cinq minutes, l'animal est mis de côté.

Dix jours après, il a servi à une autre expérience.

QUATRIÈME EXPÉRIENCE.

Introduction spontanée de l'air par une ouverture faite à la partie inférieure de la veine jugulaire gauche d'une chienne; augmentation des accidens par l'occlusion avec le doigt de l'ouverture de la veine ; mort quinze minutes après ; les cavités droites du cœur seules étaient remplies de sang écumeux.

Sur une chienne pleine, on a mis à découvert la veine jugulaire gauche, et 5 minutes après on en a fait la ligature.

A 5 heures 15 minutes, on a ouvert cette veine à sa partie inférieure, au point où l'on voyait le reflux du sang, et aussitôt l'introduction de l'air a eu lieu avec bruit de lapement, léger d'abord, puis après quelques mouvemens de l'animal, dont la respiration est devenue anxieuse et quasi-convulsive, ce bruit a augmenté beaucoup de force et de fréquence. Le claquement valvulaire sans souffle, entendu avant l'expérience, s'est mêlé d'un bruit humide, et l'animal a éprouvé un grand malaise, s'annonçant par du frissonnement.

A 5 heures 20 minutes, on a bouché avec le doigt l'ouverture de la veine; aussitôt l'animal est tombé dans un état tel que nous le crûmes mort; l'ouverture ayant été laissée libre et ayant même été dilatée et débarrassée des caillots qui l'obstruaient, le bruit de lapement s'est reproduit, en même temps l'animal est revenu à la vie. Cependant, sa respiration était embarrassée et fréquente, comme dans le commencement de l'expérience. A ce moment, on a de nouveau bouché l'ouverture de la veine; dès lors la respiration s'est embarrassée, l'animal s'est étendu convulsivement, il a fléchi la tête, a uriné, et il est mort 5 ou 6 minutes après la deuxième application du doigt sur l'ouverture de la veine, 15 *minutes après le commencement de l'expérience.*

Autopsie. — Le cœur ne se contractait plus ; il n'offre que quelques mouvemens vermiculaires.

Les cavités droites avaient, par leur distension, un volume triple des cavités gauches. Elles contenaient beaucoup de sang écumeux, tandis que ces dernières ne renfermaient qu'une petite quantité de sang, non mélangé d'air.

Il y avait des bulles d'air, dans les veines cardiaques, et dans la veine sous-clavière gauche.

Un peu d'emphysème existait sur le bord antérieur des deux poumons.

La veine cave inférieure contenait de l'air.

L'orifice auriculo-ventriculaire droit est presque double du gauche.

CINQUIÈME EXPÉRIENCE.

Introduction spontanée de l'air par une ouverture faite à la partie inférieure de la veine jugulaire droite d'un chien ; compression de la poitrine ; ligature de la veine ; mort deux jours après ; à l'ouverture faite trente-six heures après, on a trouvé des gaz libres, des bulles et du sang dans les quatre cavités du cœur.

Sur un chien caniche de forte taille, on a ouvert la veine jugulaire droite, à sa partie inférieure, dans un point où avait lieu le reflux du sang. Aussitôt, l'air s'introduit avec bruit de lapement. Après avoir laissé le phénomène se produire pendant un quart de minute, on a comprimé la poitrine brusquement et par saccade, pendant l'expiration, et fait sortir ainsi, par l'ouverture de la veine, des bulles d'air, et du sang qui était plus rouge que le sang veineux ordinaire.

Deux ou trois secousses pareilles ont fait sortir une quantité de sang, moindre que la première, sans mélange appréciable de bulles d'air. Entre chaque secousse, le doigt était appliqué sur l'ouverture de la veine, pour empêcher toute nouvelle introduction d'air. On a fait ensuite la ligature de la veine, puis la suture de la plaie, et l'animal, qui ne paraissait plus souffrant, a été abandonné à lui-même. Il est mort trois jours après.

Autopsie faite 36 heures après la mort. — Gaz libre et abondant, caillots et sang fluide dans l'oreillette et dans le ventricule du côté droit.

Bulles de gaz nombreuses et sang noir demi-caillé dans les cavités gauches.

Sang fluide et bulles de gaz dans la veine cave inférieure.

Beaucoup de gaz et de sang diffluent dans les artères et dans les veines crurales.

SIXIÈME EXPÉRIENCE.

Ouverture des veines crurale et brachiale sans résultat. — Introduction spontanée de l'air par une ouverture faite à la partie inférieure de la veine jugulaire droite d'un chien; compression de la poitrine; ligature de la veine; mort au bout de deux jours; à l'ouverture faite trente-six heures après, les cavités droites et gauches du cœur étaient distendues par des gaz; elles contenaient en outre des caillots.

Sur un mâtin de moyenne taille, on a commencé par faire la laryngotomie; ensuite on a ouvert la veine crurale droite et la veine brachiale du même côté, et on n'a observé aucun phénomène, quoiqu'on ait eu le soin de tenir béantes les ouvertures faites à ces deux veines. La quantité de sang que l'animal a perdu, par ces deux saignées, a été évaluée à deux palettes.

17 minutes après, on a ouvert la veine jugulaire droite, à la partie inférieure du cou, et de suite le bruit de lapement s'est fait entendre. L'auscultation du cœur, dont les battemens étaient, avant l'expérience, précipités mais normaux, a fait percevoir un bruit particulier, indiquant la présence de l'air dans ses cavités. L'animal s'est agité et sa respiration est devenue anxieuse. Au bout d'une minute, on a comprimé la poitrine, puis on a laissé de nouveau l'air s'introduire, et enfin, 17 minutes après avoir ouvert la veine jugulaire, on a terminé l'expérience en liant cette veine. Dès lors, le cœur n'a plus présenté de bruit particulier, et l'animal, mis de côté, n'est mort que trois jours après.

Autopsie faite 36 heures après la mort. — L'oreillette droite était fortement distendue; elle contenait de grosses bulles d'air, ainsi que le ventricule correspondant. Les parois de ces deux cavités se sont affaissées aussitôt après leur ouverture.

Les cavités gauches contenaient des caillots noirâtres.

Beaucoup de bulles de gaz dans les veines caves, mammaires internes, rénales, et crurales, ainsi que dans l'aorte, les artères iliaque et crurale gauches.

Le tissu cellulaire de l'aisselle était emphysémateux, ainsi que le médiastin postérieur, ce qui était causé sans doute par la laryngotomie.

SEPTIÈME EXPÉRIENCE.

Introduction spontanée de l'air par une ouverture faite à la partie inférieure de la veine jugulaire droite d'un chien ; cinq minutes après, on le fait mourir en lui ouvrant la poitrine ; on essaie l'aspiration avec une seringue, à l'aide d'un tube placé dans la veine, et on voit que les cavités droites ne s'affaissent que lorsque le tube est introduit jusque dans l'oreillette.

Sur un griffon de forte taille, on met à découvert, à 4 heures 22 minutes, la veine faciale droite, dans laquelle on aperçoit le reflux du sang. A 4 heures 30 minutes, on pique cette veine un peu au-dessus de son embouchure dans la jugulaire. Le sang qui sort par l'ouverture inférieure est un peu plus rouge que celui qui sort par le bout supérieur. Il n'y entre pas d'air, même on tenant écartés avec des pinces, les deux bords de l'ouverture. On pique la jugulaire, au niveau du point où on a piqué la faciale, pour s'assurer si le sang qui vient de la tête est de même couleur que celui qui vient de la face, et on voit qu'effectivement il est semblable. Quelques instans après, on fait sur la même veine une ouverture à un pouce plus bas; il ne se produit aucun phénomène, quoiqu'on tienne l'ouverture béante. On met la jugulaire à découvert, jusqu'à la poitrine; près de celle-ci, on aperçoit le mouvement du sang, coïncidant avec le mouvement de l'oreillette droite. Par la compression de la poitrine, on fait remonter le sang très haut dans la jugulaire. Quand le chien fait de grands mouvemens, la respiration devient très étendue, et alors on aperçoit le flux et le reflux du sang, jusque dans la partie supérieure de la jugulaire. Lorsqu'on bouche le nez de l'animal, il n'y a plus ni flux ni reflux; la veine, dans la forte inspiration qu'il fait, s'aplatit et se plisse.

A 4 heures 44 minutes, la respiration est accélérée.

A 4 heures 53 minutes, on met à découvert la veine jugulaire gauche, dans laquelle on aperçoit très manifestement le flux et le reflux du sang. Ces mouvemens cessent, aussitôt qu'on bouche les narines de l'animal, et la veine s'affaisse.

A 4 heures 57 minutes, on fait à la veine jugulaire droite une ouverture dans un point plus rapproché de la poitrine, et l'air s'y introduit avec bruit, lorsqu'on tient écartées les deux lèvres de l'ouverture.

A 5 heures, on fait une nouvelle ouverture à la jugulaire droite, dans un point beaucoup plus rapproché de la poitrine, et l'air y entre, en produisant un bruit très fort; la respiration s'accélère; déjections, mouvemens convulsifs.

A 5 heures 2 minutes, on ouvre le côté droit de la poitrine, et on n'aperçoit dans la veine jugulaire gauche, qui est intacte, aucun mouvement; l'animal meurt au bout de 2 minutes.

On introduit une sonde de caoutchouc, par la veine jugulaire, jusque dans la veine cave, et on y adapte une seringue, avec laquelle on fait l'aspiration; le côté droit du cœur, qui est très distendu, n'éprouve pas beaucoup de changemens; au contraire, lorsqu'on fait l'aspiration au moment où le tube est introduit jusque dans l'oreillette et jusque dans le ventricule, ceux-ci s'affaissent de la manière la plus évidente. Cette expérience, répétée plusieurs fois, a toujours donné les mêmes résultats. L'oreillette droite continue à se contracter avec force, et à 5 heures 22 minutes, *une heure* après la mort de l'animal, elle présente encore quelques mouvemens. Sa couleur extérieure rouge contraste avec celle de l'oreillette gauche, qui est noire.

HUITIÈME EXPÉRIENCE.

Introduction spontanée de l'air par une ouverture faite à la partie inférieure de la veine jugulaire droite ; aspiration avec une seringue ; mort une minute après l'aspiration ; les cavités droites du cœur étaient remplies de sang écumeux ; les cavités gauches contenaient un peu d'air.

Sur un petit caniche, on ouvre la veine jugulaire droite, à une assez grande distance de la poitrine ; en maintenant l'ouverture béante, le bruit de lapement a lieu. Un instant après, on bouche cette ouverture, et la veine, qui est isolée dans plusieurs points, s'affaise et se plisse dans l'inspiration. On fait ensuite, à cette même veine, une ouverture plus rapprochée de la poitrine. Aussitôt, on entend le bruit de lapement. L'animal est mis debout, il s'agite ; le même bruit continue, mais il n'est pas plus fort que lorsque l'animal est couché. Il respire lentement. En comprimant avec force la poitrine et l'abdomen, on fait sortir, par l'ouverture de la jugulaire, du sang et des bulles d'air. On bouche les narines, l'animal fait une forte inspiration. Le bruit annonçant l'introduction de l'air est plus fort que précédemment; l'animal s'agite ; on comprime la poitrine et l'abdomen, et comme tout à l'heure, il sort, par la jugulaire, de l'air et du sang. La respiration devient accélérée.

On met un tube dans la jugulaire et on cherche à aspirer l'air avec une seringue. Celle-ci est retirée, et contient peu d'air et beaucoup de sang. La respiration est très-gênée à partir de ce moment ; défécation, respiration convulsive, et au bout d'une minute environ, l'animal a cessé de vivre.

Il a perdu, pendant l'expérience, environ huit onces de sang.

Autopsie. — Il y a une assez grande quantité de bulles d'air dans les veines mammaires. Il y en a aussi dans la veine axillaire gauche. La même veine du côté droit n'en contient pas du tout.

La veine cave supérieure contient du sang écumeux et un peu d'air libre.

L'oreillette et le ventricule droits sont distendus. Il s'en échappe, à l'ouverture, du sang écumeux en grande quantité.

L'oreillette et le ventricule gauche renferment un peu de sang écumeux.

Il y a quelques bulles d'air dans une veine de la convexité du cerveau; on en trouve aussi quelques-unes dans le sinus longitudinal supérieur.

La veine jugulaire gauche contient du sang, mais pas d'air.

NEUVIÈME EXPÉRIENCE.

Introduction d'air, à l'aide d'un tube, dans la partie supérieure de la veine jugulaire droite; introduction spontanée de l'air par une autre ouverture faite à la partie inférieure de la même veine; aspiration avec une seringue; guérison.

Sur un chien de chasse mâtiné, de forte taille, on a fait d'abord la laryngotomie, et un instant après on a ouvert la veine jugulaire droite, à deux pouces au-dessus du point où s'apercevait le pouls veineux; un tube a été introduit par l'ouverture, et l'entrée de l'air a eu lieu aussitôt; néanmoins le phénomène ne s'est pas produit aussi bien que dans d'autres expériences, quoiqu'on l'ait favorisé, en bouchant à diverses reprises les narines de l'animal, pour rendre l'inspiration plus grande.

Un instant après, on a retiré le tube, et à 4 heures 20 minutes, on a ouvert la même veine, à la partie inférieure du cou; aussitôt, entrée de l'air avec bruit de lapement. Pour favoriser la production du phénomène, on a eu soin de débarrasser l'ouverture, des caillots qui la bouchaient, et de tenir ses bords écartés avec des pinces. Au bout d'une minute, la respiration a augmenté de fréquence, et elle est devenue plus calme, à la suite d'un violent effort d'expiration. On a mis ensuite l'animal debout, la tête renversée en arrière; dans cette position, l'introduction de l'air a eu également lieu, toutefois après avoir ôté un caillot, qui bouchait l'ouverture de la veine.

A 4 heures 4 minutes, on a poussé un tube, jusque dans l'oreillette, et on a fait l'aspiration avec une seringue. Cet instrument s'est rempli de sang pur; mais par une autre aspiration, un peu d'air s'est échappé avec la dernière partie du sang, lorsqu'on a vidé l'instrument, qui était, il faut le dire, très défectueux.

A 4 heures 54 minutes, l'animal respirait avec beaucoup de difficulté. On l'a abandonné, après avoir lié le bout supérieur de la veine. Après s'être soutenu un instant sur ses pattes, il est tombé sur le côté, s'est étendu convulsivement, et sa respiration s'est arrêtée; cependant peu à peu, à force de lui jeter de l'eau sur la tête et sur le corps, il s'est ranimé, a fait quelques pas, est allé tomber dans un coin et a présenté de nouveau tous les signes de la mort; quelques heures après, il s'est ranimé et le lendemain il s'est enfui.

DIXIÈME EXPÉRIENCE.

Introduction spontanée de l'air par une ouverture faite à la partie inférieure de la veine jugulaire droite; aspiration avec une seringue de verre; guérison.

Sur un chien de taille moyenne, on a ouvert, à la partie inférieure du cou, la veine jugulaire droite; il est sorti une assez grande quantité de sang, et quoique l'animal se soit agité, l'introduction de l'air n'a pas eu lieu.

On a fait ensuite, à la même veine, une autre ouverture dans un point plus rapproché de la poitrine; on a mis l'animal debout, on a dilaté la plaie, et le bruit de lapement, caractéristique de l'introduction de l'air, ne s'est pas fait entendre. Toutefois, la pression du ventre a fait sortir, par l'ouverture de la veine, du sang écumeux. Enfin on a entendu ce bruit. Néanmoins, de l'avis de tous les assistans, le phénomène n'a pas été, à beaucoup près, aussi évident que dans les précédentes expériences.

On a fait ensuite, avec une seringue en verre, l'aspiration de l'air introduit, et d'abord on a poussé par la veine, jusque dans l'oreillette, un tube à l'extrémité duquel s'adaptait parfaitement le siphon de la seringue. Cet instrument s'est rempli de sang et d'écume; on a repoussé le sang seulement vers l'oreillette, on a laissé le sang écumeux dans la seringue, et après avoir retiré le tube, on a fait la ligature de la veine.

L'animal, qui avait eu, pendant l'expérience, des éjections alvines, a été mis à terre et a marché en chancelant. Trois jours après, il était bien portant; on l'a mis en liberté.

RÉFLEXIONS SUR LES MOYENS DE REMÉDIER AUX EFFETS DE L'INTRODUCTION DE L'AIR DANS LES VEINES.

D'après les expériences du chapitre précédent, on a constaté qu'il n'est pas possible de prévenir l'accident, en comprimant préalablement la poitrine et le ventre, comme on l'avait pensé. La seule compression efficace est celle qu'on applique directement, sur la veine ou sur le tronc veineux principal, et le meilleur moyen pour remédier autant que possible à l'accident, c'est de fermer promptement l'ouverture par laquelle a pénétré l'air; on empêche ainsi la continuation du phénomène, et l'animal peut survivre, s'il ne s'est pas introduit trop d'air.

Le même résultat a lieu quelquefois, lorsqu'il se forme un caillot.

Lorsqu'il est entré beaucoup d'air et que l'animal résiste, si on voit sortir du sang spumeux à chaque expiration, c'est un signe favorable ; car si on ferme l'ouverture, l'animal, qui aurait peut-être survécu, meurt promptement.

Les expériences qui précèdent nous conduisent tout naturellement au moyen que j'ai indiqué, et qui consiste à boucher d'abord l'ouverture, à faire exécuter promptement des mouvemens d'expiration, et à favoriser ce temps de la respiration, en comprimant le ventre et la poitrine, pour expulser l'air introduit.

Le meilleur moyen pour détruire le phénomène, c'est de pomper l'air introduit dans le cœur; mais il faut se hâter d'introduire un tube pour faire l'aspiration, car il passe promptement dans le ventricule, et même dans le système vasculaire ; il est vrai qu'on peut pomper l'air, même dans le ventricule ; mais les animaux meurent quelquefois, avant qu'on ait eu le temps d'agir, lors même qu'on a tous les objets préparés à l'avance.

RÉSUMÉ GÉNÉRAL DES EXPÉRIENCES.

De toutes les expériences qui précèdent il résulte :

1° Que l'introduction spontanée de l'air, par une ouverture pratiquée à une veine, dans le voisinage de la partie inférieure du cou et de la partie supérieure de la poitrine, *là où s'observe le reflux du sang*, est un phénomène constant.

2° Que l'air, en s'introduisant de cette manière, produit presque toujours un bruit particulier, qu'on ne peut méconnaître, lorsqu'on l'a une fois entendu, et qu'il est difficile de le confondre avec tout autre, parce qu'il a des caractères distincts.

3° Que l'intensité du phénomène est en proportion de l'ouverture de la veine, de son volume, du voisinage du cœur et surtout de la force de l'inspiration.

4° Que le danger de l'introduction de l'air dans les veines est d'autant plus grand, que l'animal a perdu plus de sang.

5° Que la mort est d'autant plus prompte, que l'animal a souffert plus longtemps.

6° Qu'à l'ouverture immédiate de la poitrine des animaux morts subitement par l'introduction spontanée de l'air dans les veines, on trouve constamment les cavités droites du cœur distendues, ballonnées par de l'air plus ou moins mêlé de sang, tandis que les cavités gauches sont presque toujours vides, affaissées, et ne contiennent que peu ou point d'air.

7° Que la cause de la mort paraît devoir être attribuée surtout à l'interruption de la circulation pulmonaire.

8° Que la position verticale favorise souvent l'introduction de l'air, parce que l'animal s'agite et fait de plus grandes inspirations.

9° Que le phénomène peut avoir lieu beaucoup au delà de ses limites, déterminées par le reflux du sang, en canalisant la veine avec un tube.

10° Que l'introduction brusque et forcée de l'air produit presque toujours instantanément la mort, sur des animaux d'espèce et de volume fort différens.

11° Que la compression préalable de la poitrine et du ventre n'empêche pas le phénomène de l'introduction spontanée de l'air.

12° Que l'aspiration de l'air, par une veine blessée, est

produite uniquement par les parois thoraciques et nullement par le cœur ni par le poumon.

13° Que l'air sort pendant l'expiration, dans toutes les positions où on place l'animal ; mais que lorsqu'on le met debout, le sang séjourne dans la plaie, s'y coagule et bouche l'ouverture.

14° Que la compression de la poitrine et du ventre, après l'expiration, favorise la sortie de l'air, et en répétant plusieurs fois cette manœuvre, on aide le cœur à se débarrasser de l'air qui distend ses cavités droites.

15° Enfin, que l'aspiration avec un tube et une seringue de verre permet d'observer qu'on retire plus de sang que d'air ; mais on peut repousser le sang, garder l'air, et recommencer l'opération, de manière à aspirer presque tout l'air contenu dans les cavités droites du cœur.

RÉFLEXIONS GÉNÉRALES SUR LE RÉSULTAT DES EXPÉRIENCES.

D'après le simple résumé des expériences qui précèdent, on voit évidemment que le fait sur lequel j'ai attiré l'attention est maintenant, je crois, établi d'une manière incontestable. En effet, quelle était la question sur laquelle on avait élevé des doutes? Quel était le fait à éclaircir ?.... Le voici : *L'air peut-il s'introduire spontanément par une ouverture pratiquée à une veine dans le voisinage du cœur, et peut-il s'introduire en assez grande quantité pour produire subitement la mort ?*

Pour tous les esprits non prévenus, la question me semble résolue.

De ce que tous les animaux sur lesquels on fait l'expérience ne meurent pas subitement, après l'introduction spontanée de l'air dans les veines, et que quelques-uns résistent même, il ne faut pas en conclure que cet accident n'est pas aussi redoutable que je le pense, ainsi que beaucoup d'autres. Il importe, d'ailleurs, de faire remarquer que les animaux qui résistent le plus à cette distension des cavités droites du cœur ne sont pas dans les conditions des opérés sur lesquels est arrivé ce funeste accident ; toujours, ou presque toujours, c'est dans les plus graves opérations, lorsque les malades sont affaiblis par la douleur et qu'ils ont perdu plus ou moins de sang.

DEUXIÈME PARTIE.

FAITS OBSERVÉS SUR L'HOMME ET SUR LES ANIMAUX.

Il s'agit actuellement de démontrer que le phénomène de l'introductions pontanée de l'air par une veine blessée peut avoir lieu accidentellement sur l'homme et sur les animaux, comme dans les expériences précédentes, et que les faits déjà observés jettent le plus grand jour sur la question qui nous occupe.

On n'a encore constaté cet accident qu'une trentaine de fois. Cependant, il est très probable que les veines ont été blessées bien plus souvent; mais il faut que la blessure ait lieu dans un point déterminé, et que les opérés soient affaiblis, pour que la mort arrive rapidement.

J'ai réuni toutes les observations faites sur l'homme et sur les animaux qui se rattachent immédiatement à cette question: je les divise en cinq catégories.

Dans la première, je comprends les faits que je regarde comme irrécusables; ceux dans lesquels le bruit particulier, les symptômes, la mort et les lésions cadavériques sont les mêmes que dans les expériences sur les animaux. Ces faits irrécusables sont au nombre de dix, neuf sur l'homme, un sur le cheval.

Dans la deuxième, je range tous les cas analogues aux précédens, auxquels il ne manque que l'ouverture du corps, pour les rendre aussi irrécusables que ceux de la première catégorie. Ces faits sont au nombre de six.

Dans la troisième, je classe les faits de guérison; ils sont au nombre de quatorze; douze sur l'homme, deux sur le cheval.

La quatrième est réservée pour les cas douteux ; ils sont au nombre de cinq.

Enfin, la cinquième catégorie comprend les faits de suicide par blessures du cou et introduction de l'air dans les veines ; ils sont au nombre de deux.

Je vais reproduire textuellement tous les faits, tels qu'ils ont été publiés.

PREMIÈRE CATÉGORIE.

FAITS IRRÉCUSABLES, C'EST-A-DIRE AVEC AUTOPSIE.

Le premier fait irrécusable dans l'ordre des dates est de Beauchène ; il a été inséré par M. Piédagnel, dans le *Journal de physiologie expérimentale et pathologique* de M. Magendie, tom. 9, pag. 80, année 1829.

Extirpation d'une tumeur volumineuse de l'épaule droite ; ouverture de la veine jugulaire externe droite près de la sous-clavière; à la fin de l'opération qui avait duré une demi-heure, entrée de l'air dans le cœur; mort un quart-d'heure après. A l'ouverture du corps, qui eut lieu dix-huit heures après, on trouva beaucoup d'air dans les gros vaisseaux.

« Eloi François Lemel, serrurier, âgé de 23 ans, d'une forte constitution, d'un tempérament sanguin, ayant toujours joui d'une bonne santé, se présenta à l'hôpital Saint-Antoine, le 8 juillet 1818, pour se faire extirper une tumeur qu'il portait à l'épaule droite, et qui avait commencé à se développer, il y avait environ cinq ans.

» Cette tumeur s'étendait d'arrière en avant, depuis l'épine de l'omoplate jusqu'au niveau du bord supérieur de la deuxième côte ; elle occupait transversalement la partie moyenne de la clavicule, laissant libres les quarts externe et interne; élevée d'à peu près trois pouces, elle formait une masse mobile en avant et sur les côtés; mais fixée à l'épine de l'omoplate, à l'acromion et à la partie externe de la clavicule, elle semblait s'enfoncer sous ces os et se terminer ainsi insensiblement.

» Elle était molle, rénitente, formée de plusieurs lobes très distincts; la peau était saine; seulement, à la partie interne et antérieure, elle était amincie et rouge dans l'étendue d'environ un pouce.

» Cette tumeur, qui s'était développée sans cause connue, avait eu une marche assez lente, et ce n'était que dans les derniers temps qu'elle avait acquis le volume considérable qu'elle offrait; du reste elle ne causait aucune douleur, n'était point sensible à la pression; les mouvemens de l'épaule étaient très libres, puisque le malade travaillait continuellement à la serrurerie, elle ne gênait que par son volume.

» D'après la marche et les symptômes de cette maladie, on ne douta point qu'on ne pût en faire l'extirpation; elle fut donc enlevée le 14 juillet, de la manière suivante, avec toute la dextérité connue à M. le docteur Beauchêne :

» Une incision cruciale fut pratiquée à la surface; les angles de la peau furent disséqués jusqu'à la base de la tumeur; on la détacha d'avant en arrière, en ayant soin de ménager le grand pectoral et la première côte; derrière cette dernière elle s'enfonçait profondément; elle fut disséquée latéralement et déchirée d'avant en arrière. Dans cette première portion de la tumeur, se trouvaient les trois quarts externes de la clavicule, qui avaient éprouvé les altérations que nous exposerons plus bas.

» Le reste de la tumeur fut enlevé tant avec les doigts qu'avec le bistouri. La portion la plus postérieure s'étendait dans la fosse sus-épineuse, et y fut enlevée avec beaucoup de difficulté, en ayant soin de ménager le muscle trapèze, qui fut

BIBLIOTHÈQUE NATIONALE

cependant endommagé dans une partie de son bord externe et supérieur. Le muscle sus-épineux fut entièrement respecté. Une partie de la tumeur adhérait à l'articulation scapulo-humérale et à la partie externe du bord supérieur du grand pectoral; elle fut disséquée et enlevée avec soin. A la partie interne, elle fut détachée avec précaution des scalènes. Restait l'extrémité interne de la clavicule qui était malade; mais la partie articulaire était saine, il fallait donc la respecter. On disséqua la portion altérée dans toute son étendue, et des aides l'ayant soulevée, fixée, et protégé les parties environnantes avec leurs doigts, on en fit la section au moyen d'une petite scie. Jusqu'à ce moment de l'opération, le malade n'avait perdu qu'une assez petite quantité de sang; il n'était pas sensiblement affaibli; le pouls était plein, régulier et fort; la respiration facile. On renversa en dehors la portion d'os sciée, puis on la détacha avec le bistouri; tout-à-coup un bruit particulier se fit entendre, il était absolument semblable à celui que fait l'air, lorsqu'il entre par une petite ouverture, dans la poitrine d'un animal vivant. Un aide, de suite, porta ses doigts sur la partie supérieure de la plèvre, que chacun croyait ouverte, dans la portion qui dépasse la première côte, et le bruit cessa aussitôt. Pendant ce temps, qui fut très court, le malade dit: « *Mon sang tombe dans mon cœur; je suis mort.* » Il devint pâle, sa tête se renversa en arrière; les yeux fixes ne distinguaient plus les objets; la respiration facile, mais bruyante, ne semblait plus se faire que du côté gauche de la poitrine; le côté droit semblait n'exécuter que des mouvemens très faibles; le pouls était très petit, fréquent, dur, irrégulier; tout le corps se couvrit de sueur froide, et il y eut quelques mouvemens convulsifs. Persuadé que l'air et une certaine quantité de sang avaient pénétré dans le thorax, une sonde de gomme élastique, aplatie entre les doigts du chirurgien, fut glissée entre ceux de l'aide qui bouchait l'ouverture, et on tâcha, en aspirant par ce tuyau, de retirer l'air que l'on pensait être introduit dans la poitrine; trois inspirations furent faites, de l'air fut pompé avec difficulté, à la vérité; mais venait-il de la poitrine ou du dehors? Une éponge, entourée d'un linge enduit de cérat, fut mise avec précaution à la place des doigts de l'aide; pendant ce changement, le même bruit se fit entendre de nouveau, mais assez peu de temps pour qu'une très petite quantité de fluide seulement eût accès dans la cavité. On pensa, par la difficulté qu'il semblait avoir à pénétrer, par les vibrations des bords de l'ouverture, que la plaie était très petite, et que par conséquent une grande quantité de sang n'avait pu s'introduire dans le thorax, mais qu'une suffisante quantité d'air pouvait empêcher la dilatation du poumon.

» La syncope continuait : de l'eau froide rappela le malade à la vie pour quelques instans; alors on épongea la plaie, on lia les vaisseaux les plus volumineux, et un fer rouge fut passé à la surface, pour détruire ce qui pouvait rester de l'affection cancéreuse; puis on fit le pansement, en ayant soin de comprimer sur l'éponge qui bouchait l'ouverture. Cependant les symptômes généraux s'aggravèrent, et le malade *mourut un quart d'heure après l'opération*, qui dura environ une demi-heure.

» La tumeur, examinée avec soin, présenta les conditions suivantes : elle était composée d'une substance fibro-celluleuse, consistante, friable, grise, parsemée d'une infinité de petits points blanchâtres; dans quelques parties, on voyait des noyaux de cette substance blanche, dans d'autres elle existait sous forme fibreuse formant des cordons plus ou moins volumineux, qui semblaient lier les différens lobes de substance grise qui composaient la tumeur. Dans d'autres endroits encore, la substance blanche formait de grosses masses fibreuses qu'il était facile de disséquer, de séparer avec le bistouri ou par traction seulement. Toute la tumeur était parsemée d'un très grand nombre de petits vaisseaux sanguins : de légers épanchemens de sang existaient çà et là. Dans quelques endroits, se voyaient de petites cavités renfermant une matière visqueuse, épaisse, jaunâtre; un foyer beaucoup plus considérable existait à la partie antérieure interne de la tumeur; il contenait un liquide épais, rouge, parfaitement semblable à de la lie de vin; les parois de ce foyer étaient formées par la substance blanche.

» La clavicule se trouvait placée dans la partie antérieure de la tumeur; elle avait éprouvé des altérations différentes suivant les points où on l'examinait; la portion la plus interne était saine; celle qui venait après était gonflée, irrégulière, composée entièrement de substance compacte, et offrait, sur toute sa surface, des irrégularités, des saillies, des enfoncemens semblables à ceux que l'on remarque sur un sequestre. La troisième portion était dégénérée complètement et faisait partie de la tumeur. Cependant on remarquait dans le lieu qu'elle aurait dû occuper plusieurs noyaux blanchâtres, durs, assez semblables aux cartilages des côtes; ces trois portions de la clavicule étaient bien distinctes l'une de l'autre et avaient à peu près chacune un pouce de longueur.

» La quatrième portion comprenait environ le tiers externe de la clavicule et offrait deux parties à observer. La substance compacte de l'os, qui était peu épaisse, était de même nature que les noyaux que nous avons vus composer la troisième portion, c'est-à-dire cartilagineuse. On voyait çà et là de petits morceaux d'os usés, de véritables petits sequestres. La substance celluleuse de l'os était transformée en une matière molle, pulpeuse, grisâtre, très facile à détacher. Les attaches des muscles à la clavicule n'existaient plus ; leurs extrémités se confondaient avec la tumeur.

» *Ouverture du cadavre 18 heures après la mort.*— Peau pâle avec des vergetures ; lèvres et nez violets ; muscles très volumineux et rouges.

» *Poitrine.*—Côté gauche du thorax renfermant une assez grande quantité de sérosité rougeâtre ; le côté droit en contient une moins grande quantité ; poumons très sains, crépitans, remplissant parfaitement les deux cavités thoraciques ; point d'épanchement de sang, point d'ouverture à la plèvre droite.

» *Plaie.*—Il n'existait plus aucune portion de la tumeur, et lorsqu'on eut enlevé une légère couche de tissu cellulaire qui avait été brûlé à la surface de la plaie, on put voir que celle-ci était formée, d'arrière en avant, par les parties suivantes : le trapèze, le sus-épineux, le bord supérieur de l'omoplate, la partie inférieure du scalène postérieur, l'omoplate hyoïdien, les nerfs cervicaux formant le plexus brachial, l'artère et la veine sous-clavières, la première côte. Cette plaie était limitée en dedans par les muscles scalènes et les nerfs cervicaux, et en dehors, par l'articulation scapulo-humérale.

» A la partie antérieure interne de la plaie, se voyait la veine jugulaire externe, *qui avait été coupée* lorsqu'on détacha la portion de clavicule qui avait été sciée. Ce vaisseau, sain d'ailleurs, avait éprouvé une perte de substance, *longue d'un pouce*, qui comprenait environ *la moitié de son calibre*. Cette plaie se terminait immédiatement *au-dessus de la veine sous-clavière droite*, et était bornée en bas par cette dernière, de telle sorte que si l'incision eût été prolongée d'une ligne, la sous-clavière aurait été ouverte d'autant. La veine cave supérieure ne contenait pas de sang ; sa membrane interne était rouge ; le péricarde renfermait de la sérosité; les quatre cavités du cœur étaient parfaitement vides de sang; celles du côté gauche paraissaient dans l'état naturel; peut-être le ventricule était-il un peu épaissi, les cavités droites étaient flasques, très minces, pâles, et beaucoup plus grandes que celles du côté opposé.

» Crane. — Le cerveau offrait une teinte généralement grise, les petits points sanguins que l'on remarque lorsqu'on le coupe par tranches étaient très nombreux et volumineux; tous les vaisseaux dont le calibre était assez gros pour les rendre visibles renfermaient une très grande quantité de *bulles d'air*.

» Abdomen. — Les organes de cette cavité ne présentent rien de remarquable; l'aorte, les artères crurales, la veine cave, inférieure et les iliaques, contenaient du sang mêlé à des bulles d'air.

» On s'attendait, en commençant l'ouverture de ce cadavre, à trouver le côté droit de la poitrine rempli d'air; on fut bien surpris de n'en pas rencontrer. Dès lors, on ne sut à quoi attribuer la mort de ce malheureux; les uns pensaient qu'elle avait eu lieu par *hémorrhagie;* l'état des vaisseaux et des muscles dut faire rejeter cette hypothèse; les autres l'attribuaient à *la douleur*.... Mais en ayant égard à l'état de la veine jugulaire, à son ouverture jusqu'à la sous-clavière, qui, étant toujours distendue par le sang qui revient au cœur, empêchait les parois de la première de s'affaisser, au *bruit* que nous avions entendu lors de la mort de cet homme, à sa cessation lors de la compression que nous avions exercée avec nos doigts; au nouveau bruit qui se manifesta lorsque nous cessâmes cette compression; à l'air que nous avions trouvé dans les vaisseaux; en ayant égard, disons-nous, à ces diverses circonstances, nous ne balançâmes pas à dire quelle était la cause de la mort de Lemel; mais, comme c'était s'éloigner des idées reçues, notre opinion fut rejetée et même tournée en ridicule. Le lendemain, nous communiquâmes cette observation à M. Magendie, qui en donna un extrait dans son mémoire sur la mort déterminée par l'entrée de l'air dans les veines. (*Journal de Physiologie*, tom. 1er, pag. 190). »

Ce fait, comme on le voit, a la plus grande analogie avec ce qu'on observe dans les expériences qui font le sujet de notre premier chapitre.

LE DEUXIÈME FAIT IRRÉCUSABLE EST DE DUPUYTREN; il a été communiqué à l'Académie royale de Médecine par M. Sanson, au nom de Dupuytren, et publié dans le tome cinq des *Archives Générales de Médecine*, p. 430.

Extirpation d'une énorme tumeur du cou; à la fin de l'opération, entrée de l'air par la section d'une grosse veine canalisée; mort subite; à l'ouverture du corps, vingt-quatre heures après, on trouva l'oreillette droite et les gros vaisseaux distendus par de l'air.

« Le 19 novembre 1822, une jeune fille, nommée Alexandrine Poirier, remarquable par la force et la beauté de sa constitution, entra à l'Hôtel-Dieu pour y être traitée d'une tumeur qu'elle portait à la partie postérieure et latérale du cou. Il y avait alors dix mois seulement que, sans cause connue, la maladie avait commencé à se développer, et cependant elle avait fait des progrès tels qu'elle s'étendait de haut en bas, depuis l'apophyse mastoïde et la protubérance occipitale externe jusqu'à la clavicule et au bord supérieur de l'omoplate, et d'avant en arrière, depuis le bord postérieur du muscle sterno-mastoïdien, jusqu'au-delà de la ligne médiane de la région cervicale postérieure. Elle avait la forme d'un demi-ovoïde; sa surface antérieure, plane, était appuyée sur les muscles postérieurs du cou; sa face postérieure convexe était recouverte par la peau, le muscle peaucier, une très petite portion du trapèze, par un assez grand nombre de filets nerveux, provenant du plexus cervical superficiel ; par quelques artères, branches des cervicales superficielle et profonde, et par *quelques veines dont une, assez grosse, se trouvait logée dans une espèce de gouttière*, creusée en avant, vers le milieu de sa hauteur, et se rendait dans la jugulaire externe. A sa dureté, à sa rénitence, et à son défaut de sensibilité, M. Dupuytren reconnut facilement qu'elle était de nature cellulo-fibreuse, et décidé par la rapidité de son accroissement, par la certitude qu'elle ne tarderait pas à dégénérer, par la mobilité assez grande qu'elle conservait encore, et aussi par le succès qu'il venait récemment d'obtenir dans un cas semblable, il proposa à la malade d'en pratiquer l'extirpation sans délai : celle-ci accepta. Elle fut préparée par un bain et par un purgatif léger, et le 22 novembre, elle descendit à l'amphithéâtre, pleine de force, de courage et d'espérance. M. Dupuytren la fit placer sur une chaise, la face tournée contre le dossier ; et après s'être de nouveau assuré de la mobilité de la tumeur, ainsi que du nombre et de l'importance des parties qu'il lui faudrait diviser, il commença l'opération par une incision dirigée de haut en bas, et d'arrière en avant. Il voulut par là éviter quelques-unes des douleurs de l'opération, en coupant d'abord près de leur origine les filets nerveux, que l'instrument tranchant devait nécessairement atteindre plusieurs fois. Cette incision fut rendue cruciale. Les lambeaux, quoique appliqués immédiatement sur le corps fibreux, furent disséqués avec assez de facilité. Quatre ou cinq minutes après le commencement de l'opération, la tumeur soulevée par un aide qui, la renversant tantôt sur un côté, tantôt sur l'autre, exerçait sur elle des efforts qui la rapprochaient et l'éloignaient alternativement des organes sous-jacens, et cherchant à la culbuter, facilitait ainsi beaucoup la section du tissu cellulaire par lequel elle était liée aux parties profondes; la tumeur ne tenait plus qu'au lambeau antérieur des tégumens, et la malade, qui n'avait perdu qu'une très petite quantité de sang, puisqu'on n'avait divisé aucun vaisseau assez gros pour être lié immédiatement, supportait très bien et sans trop se plaindre les douleurs inévitables d'une dissection assez minutieuse, lorsque tout-à-coup on entendit *un sifflement prolongé*, analogue à celui qui est produit par la rentrée de l'air dans un récipient dans lequel on fait le vide. L'opérateur s'arrête un instant, étonné. *Si nous n'étions aussi loin*, dit-il, *des voies aériennes, nous croirions les avoir ouvertes.* A peine avait-il achevé sa phrase et donné le dernier coup qui devait séparer la tumeur, que la malade s'écrie : *je suis morte!* et est aussitôt prise d'un tremblement général, puis s'affaisse sur sa chaise et tombe sans mouvement et sans vie. On employa tous les moyens imaginables de ranimer l'action du cœur. On fit des aspersions d'eau froide sur le visage et sur le corps; on renouvela l'air extérieur. M. Dupuytren insuffla lui-même de l'air dans les poumons, pendant que des aides pratiquaient, soit sur la région précordiale, soit sur toutes les parties du corps, des frictions vigoureuses à l'aide des mains sèches ou des linges imbibés d'ammoniaque; on versa quelques gouttes d'éther dans la bouche; on irrita la membrane pituitaire avec la vapeur de l'alcali volatil; on introduisit de la fumée de tabac dans le rectum et dans les fosses nasales; enfin on mit en usage, et presque simultanément, tous les moyens connus de remédier à la syncope et à l'asphyxie; tout fut inutile; la chaleur s'éteignit peu à peu, dans les extrémités d'abord, puis dans le tronc; et telle avait été la surprise générale, que cette circonstance seule, en prouvant la réalité d'une mort qui frappait de consternation tous ceux qui en avaient été témoins, put faire cesser l'administration des secours qu'on prodigua pendant plusieurs heures à cette jeune fille, dans l'espoir, qu'on n'abandonna qu'à la dernière extrémité, de la rappeler à la vie. On avait trop d'intérêt à connaître la cause de sa mort pour ne pas faire l'autopsie avec soin.

» L'opération avait été faite en présence d'un grand concours d'élèves ; l'ouverture du corps eut lieu de même en leur présence, 24 heures après. Le cadavre était encore raide, et il n'existait aucune trace de putréfaction. On commença par *l'appareil circulatoire.* Le péricarde était sain, *l'oreillette droite était distendue par de l'air qui lui donnait une tension élastique*, et lorsque ses parois furent incisées, cet air s'en échappa en grande quantité sans aucun mélange de sang ; cette cavité contenait cependant une petite quantité de ce liquide non concrété. Du sang, également à l'état liquide, se rencontra dans les autres cavités du cœur qui étaient saines, et dans les artères et dans les veines du corps, des membres et du cerveau. Il y était mêlé une si grande quantité d'air, que les vaisseaux, piqués de distance en distance, laissaient partout échapper des bulles mêlées à du sang.

» *Appareil respiratoire.* — Les plèvres étaient lisses, minces, sans sérosité ; les poumons rouges, souples, crépitans, élastiques, parfaitement sains ; la trachée-artère n'offrait aucune trace de lésion.

» *Appareil sensitif.* — Les membranes séreuses du cerveau étaient minces et transparentes, sans sérosité et sans injection ; le tissu de l'encéphale ferme, non injecté, à couleurs bien tranchées.

» *Appareil digestif.* — La membrane muqueuse de l'estomac, molle et rosée, présentait quelques plaques rougeâtres. On retrouvait quelques-unes de ces plaques, manifestement dues à l'injection des vaisseaux capillaires, sur la membrane muqueuse de l'intestin grêle; dans toute la longeur du gros intestin, cette membrane était blanche, molle et parfaitement saine. Le foie et la rate étaient sains; le premier, brun, cassant, à petits grains; le second ferme, et de couleur brune.

» *Appareil locomoteur.* — Les muscles étaient fermes et rouges sans apparence aucune de putréfaction.

» *Examen de la plaie et de la tumeur.* — Les quatre lambeaux relevés permirent de s'assurer, qu'à l'exception de quelques fibres du muscle trapèze, aucun muscle n'avait été coupé. Les muscles de la partie postérieure du cou étaient à nu. On n'apercevait aucun déplacement dans les vertèbres de cette région. Cependant, pour acquérir toute certitude à cet égard, on enleva tous les corps musculaires, et on s'assura de la parfaite intégrité des os et des tégumens qui les assujettissent. La tumeur, mesurée exactement, avait 7 pouces de longueur, 5 pouces de largeur, près de la grosse extrémité, 3 pouces vers la petite, et 4 pouces dans la plus grande épaisseur; elle pesait 760 grammes (une livre et demie); incisée, elle a offert tous les caractères des productions fibro-celluleuses non encore dégénérées

» Ainsi, de deux personnes atteintes d'un mal mortel, l'une, dont l'observation a été publiée en même temps que celle-ci, a été guérie, et l'autre a succombé. Qu'il nous soit permis de nous arrêter un instant sur la raison des suites si différentes qu'ont eues deux opérations faites de la même manière, dans des cas tout-à-fait semblables et chez des individus de même sexe, et à peu près du même âge et également bien disposés. Certes, ce résultat pourrait ne pas paraître trop désavantageux, si celle des deux malades, qui n'a pas guéri, était morte des accidens ordinaires d'une grande et grave opération ; mais elle a succombé à un *accident extraordinaire, insolite*, étranger à la nature de la maladie, accident qui l'a fait périr avec la rapidité de la foudre, et sans lequel elle eût probablement aussi bien guéri que la première ; dès lors, l'esprit affligé recherche avec anxiété à expliquer par des lésions cadavériques l'événement qui a si complétement changé un résultat, qui semblait devoir être si satisfaisant.

» La cause d'un si fatal résultat a été recherchée par M. Dupuytren avec bonne foi, pour être dite sans réserve ; et s'il est arrivé à des conséquences qui s'éloignent des idées reçues, c'est qu'il y a été conduit par l'évidence des faits.

» En examinant avec attention les circonstances qui ont accompagné et suivi l'opération, et en les comparant avec les résultats de l'autopsie cadavérique, il ne paraît pas très difficile de résoudre la question. En effet, quelques causes peu nombreuses et bien connues peuvent seules déterminer la mort pendant la durée d'une opération. Ces causes sont 1° une hémorrhagie considérable ; 2° une douleur excessive et long-temps continue, qui épuise et anéantit l'action du système nerveux ; 3° une émotion très vive, déterminée par une pusillanimité extrême ; 4° la lésion de quelque organe important à la vie ; 5° l'existence de quelque affection nerveuse, intermittente, d'un asthme, etc., dont un accès, provoqué par ce trouble inséparable d'une grande opération et augmenté par lui, peut devenir funeste par le seul fait de ce concours ; 6° une maladie avancée dans un organe interne important, et qui était restée inconnue, et ayant miné sourdement les forces, a rendu le malade incapable de soutenir aucune secousse violente ; 7° enfin, l'introduction de l'air dans les veines. Or on ne peut attribuer ce funeste résultat de l'opération à aucune des six premières de ces causes : 1° la malade n'avait perdu qu'une très petite quantité de sang, évaluée approximativement à une palette et demie, et d'ailleurs la quantité de ce liquide, qu'on a retrouvé dans la cavité du cœur et dans les vaisseaux artériels et veineux, la rougeur et l'injection de plusieurs tissus, suffiraient pour prouver qu'elle n'a pas succombé à une hémorrhagie; 2° la douleur n'a pas été de longue durée, et si l'on en juge par la contenance de la malade pendant l'opération, elle n'a pas non plus été excessive ; 3° cette jeune fille était pleine de courage et désirait ardemment être débarrassée de son mal; 4° aucun organe important à la vie n'a été blessé; 5° elle n'était sujette à aucune affection nerveuse; 6° l'autopsie cadavérique n'a fait découvrir de maladie ancienne dans aucun organe; 7° il ne reste donc plus que l'introduction de l'air dans le système veineux, et jusque dans les cavités droites du cœur, et cette circonstance est prouvée et par le sifflement entendu lors de l'opération, et par la présence du fluide élastique dans le cœur et dans la plupart des vaisseaux. Le mécanisme par lequel cette introduction a été opérée n'est pas non plus fort difficile à expliquer. Une veine assez volumineuse, placée dans une gouttière creusée sur la tumeur, et communiquant avec la jugulaire, a été nécessairement ouverte; cette veine adhérente à la gouttière a dû rester béante, et il a dû s'y faire un vide, au moment où la tumeur a été fortement attirée en dehors, et où le sang que contenait ce vaisseau, appelé pendant l'inspiration, s'est précipité dans la poitrine; de là l'aspiration de l'air ambiant et le sifflement entendu. Quant à la manière dont l'air agit pour produire la mort, on a cru longtemps qu'il avait, sur le cerveau, une propriété sédative particulière, et qu'il suffisait de quelques bulles pour tuer l'animal le plus fort; mais les physiologistes modernes savent très bien, qu'il en faut une quantité assez considérable et brusquement introduite, pour opérer ce résultat, et que c'est en se raréfiant dans les cavités du cœur qu'il distend, et aux contractions desquelles il s'oppose, qu'il produit la syncope et la mort. L'autopsie cadavérique est ici d'accord avec ce point de physiologie expérimentale. Telle a été, on n'en peut douter sans combattre des faits qui ont eu pour témoins 400 personnes, la cause de la mort d'Alexandrine Poirier.

» Ce triste et affreux résultat d'une cause non encore généralement reconnue, comme pouvant déterminer instantanément la mort pendant la durée de certaines opérations chirurgicales, doit-il détourner à l'avenir les praticiens de semblables opérations? doit-on abandonner à une mort certaine des individus qu'on pourrait sauver en les pratiquant? M. Dupuytren ne le pense pas. L'accident qui lui a enlevé sa jeune malade est trop extraordinaire pour qu'on doive craindre de le voir se répéter souvent : il doit être très rare, si l'on en juge par le silence des auteurs à ce sujet.

« Mais si, d'un côté, cet accident ne fait qu'ajouter une chance très faible aux chances défavorables au succès des opérations en général, d'un autre côté, on ne devait pas le regarder comme n'étant d'aucune importance, et M. Dupuytren a pensé faire une chose utile en s'occupant à chercher les moyens de la détruire. La ligature ou la compression des veines, avant ou pendant l'opération, serait impossible ou inefficace, soit à cause de la situation et des rapports de la tumeur à extirper avec les vaisseaux à lier ou à comprimer, soit parceque toutes les parties du système veineux, communiquant entre elles avec la plus grande facilité, le passage que l'une refuserait à l'air lui serait immédiatement livré par l'autre. L'enlèvement partiel de la tumeur, par couches successives, aurait le grand inconvénient d'allonger excessivement l'opération, et d'exposer les malades à des douleurs et à des pertes de sang, capables d'amener la mort immédiatement et par elles-mêmes, ou plus tard et par leur influence sur les suites de l'opération.

» S'il a été démontré qu'une des causes, qui ont le plus favorisé l'introduction de l'air dans les veines, dans le cas que nous avons rapporté, se trouve dans les mouvemens opérés sur la tumeur, mouvemens qui imitent assez bien ceux d'aspiration et de compression du soufflet, il sera également démontré qu'on peut prévenir presque sûrement ce funeste accident, en s'abstenant des mouvemens qui peuvent y donner lieu, et dès lors il ne reste plus qu'à trouver le moyen de pratiquer l'opération sans y recourir.

» Il ne paraît pas possible d'extirper, du moins tant qu'elles resteront entières, des tumeurs dures, denses, inflexibles, à très large base adhérente à des muscles, à des tendons, à des os, sans exercer sur elles des efforts plus ou moins grands, afin de couper ou de détruire entièrement les liens qui unissent leur base aux parties sur lesquelles elle s'appuie; mais si on suppose les tumeurs divisées en une multitude de parties mobiles les unes sur les autres, la même difficulté n'existe plus, et il sera possible d'enlever successivement toutes ces parties, et conséquemment la totalité du mal, sans recourir à ces mouvemens étendus qu'on a tant d'intérêt à éviter. C'est à cette idée que M. Dupuytren s'est arrêté, pour prévenir un accident pareil à celui dont Alexandrine Poirier a été la victime. Le procédé qu'il conseille consiste donc à diviser, par des incisions cruciales ou autres, la tumeur en plusieurs parties, susceptibles d'être extirpées séparément, et dont aucune n'offrirait assez de difficultés et n'exigerait des efforts assez grands pour déterminer une aspiration par les veines divisées. Peut-être devrait-on joindre, à ce premier soin, celui de commencer les extirpations partielles par les parties opposées au cœur, afin que les restes des tumeurs, placés entre cet organe et les points actuellement soumis à la dissection, en comprimant les veines entre le point où elles peuvent se trouver divisées et le cœur, empêchent l'air de pénétrer dans le système vasculaire à sang noir.

» Depuis que ce cas s'est présenté à M. Dupuytren, il a acquis la certitude que des événemens pareils ont été observés par de très habiles praticiens à Edimbourg, à Berlin, et même à Paris. Mais comme ces praticiens ont gardé le silence, il ne s'est pas cru autorisé à faire connaître les faits qu'ils ont observés, et il a restreint à ceux qui lui appartiennent les conséquences à déduire d'un événement aussi extraordinaire qu'affligeant. Si ces faits viennent un jour à être rendus publics, leur réunion devra faire un des sujets les plus dignes de la méditation des gens de l'art et de l'Académie destinée à favoriser et à diriger ses progrès. »

Ce fait a une analogie plus complète encore que le précédent, avec ce qu'on observe sur les animaux vivans.

LE TROISIÈME FAIT IRRÉCUSABLE EST DE DELPECH; il a été publié dans le *Mémorial des hôpitaux du Midi* (avril 1830, deuxième année, n. 16, p. 231).

Extirpation du bras; entrée de l'air avec bruit par les veines coupées; mort subite; ouverture du cadavre faite dans l'eau peu de temps après la mort; à l'ouverture des cavités droites du cœur et des veines caves qui étaient très-distendues, il s'échappa une grande quantité de bulles d'air.

« Un jeune homme de 22 ans fut admis à l'hôpital Saint-Éloi, pour une hypertrophie de tous les vaisseaux sanguins du bras gauche, avec ulcération au dos de la main et des hémorrhagies fréquentes et abondantes. La marche rapide des symptômes, une dernière hémorrhagie qui manqua d'être mortelle, que l'on ne put suspendre momentanément que par le tourniquet appliqué sur le bras, et qu'il fallut serrer au point de lui faire produire les effets du garrot, déterminèrent à faire une tentative désespérée pour tâcher de sauver ce malheureux : le bras fut désarticulé dans l'épaule. Nous avions pris la précaution de réserver, pour le dernier coup de couteau, le cordon entier des vaisseaux et des nerfs, pour éviter une trop rapide effusion de sang, accident le plus évidemment à craindre ; ce soin était d'une grande importance, comme l'événement le prouva. Tous les vaisseaux étaient d'une énorme grosseur et *versaient du sang artériel*, en vertu des dispositions anatomiques que nous exposerons ailleurs ; il fallut donc lier artères et veines, indistinctement. Pendant que nous nous empressions de remplir cette urgente nécessité, et que la veine axillaire était encore libre, un *bruit de succion*, un fort *reniflement* se fit entendre très distinctement et à plusieurs reprises, pour les assistans même les plus éloignés. Chacun conçut le soupçon que la plèvre pouvait être ouverte, tant ce bruit était analogue à celui de la pénétration de l'air dans cette membrane. Nous-même, nous eûmes besoin de nous assurer de nouveau que la chose était impossible, pour nous défendre de cette même prévention. La veine fut liée aussitôt, et avec elle tous les vaisseaux accessoires qui purent être atteints. L'opération était accomplie heureusement ; les ligatures battaient avec force ; leur agitation témoignait, pour tout le monde, de l'activité de la circulation sanguine, lorsque tout-à-coup le malade eut une profonde syncope. Les stimulations qui furent pratiquées rétablirent un instant l'exercice des fonctions; mais l'instant d'après, il y eut un cri aigu, *un bruit de gargouillement* et la mort eut lieu. Ce fait était trop intéressant pour n'être pas examiné avec le plus grand soin. Le lendemain, l'autopsie fut faite en public. Le sujet était submergé dans une grande cuve; des cloches pleines d'eau étaient tenues renversées et suspendues, pour recueillir tous les corps gazeux qui se dégageraient. Les plèvres furent ouvertes; on ouvrit avec le même soin le péricarde; il ne s'en échappa rien; mais *l'oreillette et le ventricule droits du cœur, énormément distendus aussi bien que les deux veines caves*, contenaient fort peu de sang, et de grandes quantités d'air qui se dégagèrent sous forme de grosses bulles, lesquelles recueillies et éprouvées se trouvèrent être de l'*air atmosphérique*.

» Ce fluide élastique, dilaté de plus en plus par la température du sang, a évidemment empêché ce dernier de pénétrer dans les cavités du cœur, et mis de la sorte un obstacle insurmontable à la circulation. »

Les résultats fournis par l'autopsie, qui a été faite encore avec plus de soin que les deux précédentes, rendent ce fait extrêmement précieux.

La même observation a été publiée de nouveau par Delpech, dans un mémoire sur l'hypertrophie des vaisseaux rouges (*Mémorial des Hôpitaux du Midi; novembre 1830, deuxième année, n.* 23). *L'analyse en a été faite par M. Joffre, dans la Gazette Médicale de Paris, 1834, n.* 23.

Le quatrième fait irrécusable est de M. Castara ; il a été inséré dans une thèse soutenue à la faculté de Strasbourg en 1828 (n. 845), par M. Saucerotte.

Extirpation d'une tumeur cancéreuse de l'épaule droite ; à la fin de l'opération, entrée de l'air par la blessure de la veine sous-scapulaire ; mort subite ; ouverture du corps vingt-quatre heures après la mort. L'oreillette et le ventricule droits distendus offrent une élasticité et une crépitation manifestes au toucher. Ces cavités ouvertes, ainsi que la veine cave supérieure et la veine sous-clavière droite, laissent échapper du sang noir liquide, mélangé d'une grande quantité de bulles d'air.

« Adrian, garçon tonnelier, âgé de 21 ans, d'une taille au-dessus de la moyenne, conformation régulière, d'un tempérament lymphatico-sanguin, avait toujours joui d'une bonne santé, sans jamais avoir eu de maladie, ni vénérienne ni scrofuleuse. En 1824, il éprouva de la gêne, parfois douloureuse, dans la région postérieure de l'épaule droite, lorsque le travail devenait plus dur que de coutume ; mais le repos suffisait pour dissiper toute apparence de mal. Un an plus tard, survint derrière l'épaule une petite tumeur dure, indolente, sans changement de couleur à la peau, longtemps stationnaire et n'incommodant que dans les mouvemens de forte élévation du bras ; cette production morbide s'accrut enfin peu à peu, et acquit dans l'espace de trois à quatre mois un volume assez considérable ; c'est alors, 1826, que je vis le malade. Il ressentait des pulsations, des frémissemens irréguliers dans les muscles du bras droit ; la circulation ne paraissait pas troublée dans ce membre, sensiblement moins volumineux que celui du côté opposé. La tumeur hémisphérique assez unie, très dure, immobile, douloureuse à la pression sur plusieurs points de sa surface, commençait à devenir le siége de vifs élancemens, et occupait toute la fosse sous-épineuse, sans dépasser le bord spinal, ni l'angle inférieur du scapulum ; mais elle se portait en haut un peu au-delà du bord externe, et, se dirigeant vers la partie postérieure de l'aisselle, poussait en avant les muscles grand rond et grand dorsal, sans contracter d'adhérence avec eux.

» L'opération fut jugée nécessaire, et le malade amaigri, découragé par divers traitemens subis sans succès, désirait ardemment qu'on la pratiquât : la fièvre n'existait pas et les organes intérieurs semblaient dans l'état normal. Trouvant ces conditions favorables, je l'entrepris le 18 septembre 1826, assisté de MM. les docteurs Dausse, médecin de l'hôpital, Guery, mon collègue, Bonnart, chirurgien-major au 5e régiment de dragons, et de plusieurs élèves. Deux incisions semi-lunaires en sens inverse, parties de l'épine de l'omoplate et se rendant vers l'angle inférieur de cet os, divisèrent les tégumens et en laissèrent entre elles une portion de deux pouces de large dans le plus grand diamètre; la peau fut rapidement disséquée sur la tumeur, qui se trouva située devant l'aponévrose, et les muscles sous-épineux et petit-rond amincis, au point de n'avoir plus qu'une demi-ligne à une ligne d'épaisseur. Le premier de ces muscles fut incisé, à la réunion de son tiers interne avec le tiers moyen, parallèlement aux fibres qui se liaient étroitement à la production morbide formée, en cet endroit, de deux lobes inégaux en grosseur, réunis par du tissu cellulaire peu résistant : ces deux portions, séparées avec le doigt, permirent de reconnaître une cavité profonde, remplie d'une bouillie rougeâtre semblable à certains ramollissemens du cerveau; l'omoplate était altérée dans une grande partie. Après cette découverte peu rassurante, nous convînmes d'amputer le gros lobe et les parties molles adjacentes, entièrement à nu, et faciliter l'ablation de la maladie de l'os. Les muscles incisés près de leur insertion scapulaire, la tumeur céda à une faible traction et détacha beaucoup de lamelles osseuses. Mais l'adhérence devenait intime sur la côte et le bord d'axillaire, où se terminait un prolongement lobé squirrheux. On enleva la masse déjà séparée de l'omoplate, la section du prolongement faite avec précaution allait se terminer, lorsque tout-à-coup nous entendîmes un *bruit* particulier, une sorte de *glouglou*, caractérisé par plusieurs *claquemens* précipités, qui semblaient s'élever du fond de la plaie. Les parties relevées furent aussitôt remises à leur place; mais le malade avait perdu le sentiment, les yeux se renversaient, la pâleur était extrême, le pouls insensible ainsi que la respiration; on prodigua vainement les secours les plus capables de ranimer ; il n'y eut plus que deux fortes inspirations, à quelque distance l'une de l'autre. Adrian cessa de vivre, sans avoir offert le moindre mouvement convulsif.

» *Autopsie* après vingt-quatre heures :

» Le cadavre n'exhale aucune mauvaise odeur; les membres sont raides. L'examen de la cavité thoracique nous fait voir l'intégrité parfaite de la plaie et des poumons, le péricarde sain, le cœur de grosseur ordinaire ; *l'oreillette et le ventricule droits distendus offrent une élasticité et une crépitation manifestes au toucher*. L'oreillette, incisée dans l'étendue de quelques lignes, s'affaisse, ainsi que le ventricule, et du sang noir liquide sort mélangé *d'une grande quantité de bulles d'air*; le ventricule gauche et son oreillette ne contiennent qu'un peu de sang noirâtre, mélangé de *quelques bulles d'air*. L'aorte et les artères qui partent de sa crosse sont vides, et on ne peut apprécier s'il s'y trouve de l'air; les veines caves supérieures, sous-clavières droites, sont remplies de sang, mêlé d'une quantité considérable de *bulles*. Le sang de la veine cave inférieure est sans mélange de gaz.

» En examinant la plaie, on remarque un rameau veineux d'un volume médiocre qui, se rendant à la sous-scapulaire, s'unit étroitement au pédicule de la tumeur, et en relevant celui-ci, la portion inférieure de la veine se trouve soulevée, de manière à former un angle un peu obtus avec sa partie supérieure, adhérente au pédicule. Entre le prolongement squirrheux et le sommet de l'angle formé par la veine, nous apercevons sur la paroi postérieure de celui-ci une petite ouverture arrondie, béante, de moins d'une ligne de diamètre, et en pressant d'avant en arrière la veine sous-scapulaire, on fait sortir, par cette ouverture, du *sang mêlé de bulles d'air*. La colonne du sang paraît, à travers la paroi de ces veines, interrompue, de distance en distance, par *des bulles* plus ou moins volumineuses, ce qui s'observe aussi, jusqu'au pli du coude, aux veines du bras droit. Les veines du membre thoracique gauche et celles des membres pelviens ne renferment pas de fluide gazeux. Quoique des circonstances particulières aient empêché d'examiner le cerveau et de faire de plus amples recherches, nous en avons assez vu pour reconnaître que la mort arriva promptement par l'introduction de l'air dans le cœur, qui dut suspendre aussitôt ses fonctions.

Ce fait et ceux de Dupuytren et de Delpech sont les plus remarquables sous le rapport de leur analogie avec les expériences sur les animaux ; en relisant ces autopsies, on pourrait croire qu'on lit celles des animaux morts à la suite de l'expérience de l'introduction spontanée de l'air dans une veine.

Le cinquième fait de cette catégorie est de M. Roux; il a été publié dans le *Journal Hebdomadaire*, tome 2, page 165.

Extirpation d'une tumeur strumeuse du cou; à la fin de l'opération l'air s'introduit par une blessure de la veine jugulaire interne; accidens graves; mort au bout de sept jours; à l'ouverture on trouva de l'air dans l'aorte et ses divisions.

« Le 27 septembre 1832, est entrée à l'hôpital de la Charité la nommée Coragne, couturière, âgée de 18 ans. Cette jeune fille, douée d'une faible constitution, portait depuis plusieurs années une tumeur strumeuse à la partie supérieure et latérale du cou. Cette tumeur augmentait graduellement tous les ans, elle avait le volume d'une tête de fœtus à terme lorsqu'elle a été soumise à notre examen.

» Les douleurs éprouvées par la malade sont peu vives, mais le volume et le poids de cette tumeur la gênent beaucoup; sans cesse, elle supplie qu'on la débarrasse de son incommodité. M. le professeur Roux, vaincu par ses instances réitérées, se décide à en faire l'ablation. Il fait, 1° une incision, qui s'étend du sommet de la tumeur jusqu'à sa base; 2° une incision nouvelle qui coupe la première à angle droit, et comprend tout le diamètre transversal de la tumeur. Les lambeaux de peau disséqués, le chirurgien coupe, en dedolant, les adhérences cellulaires qui l'unissent aux parties sous-jacentes; quelques artérioles donnant du sang sont liées immédiatement.

» M. Roux, pour faciliter l'ablation de la tumeur, la soulève avec la main gauche, et continue ainsi péniblement cette dissection minutieuse. Tout-à-coup, on entend un *bruit* particulier, une espèce de *sifflement*, analogue au bruit que fait l'air, lorsqu'on en laisse pénétrer quelques bulles, dans la machine pneumatique où on a fait le vide. Au même instant, la malade pousse un cri plaintif, s'agite en tous sens sur son lit de douleur; les inspirations deviennent longues et pénibles. On voit les muscles respiratoires se contracter avec énergie, les battemens du cœur sont précipités; les ondulations artérielles s'affaiblissent. On entend un râle, produit par le passage de l'air à travers les mucosités accumulées dans les bronches, la respiration est sans cesse de plus en plus suspirieuse. Enfin, il survient une longue inspiration, suivie d'une expiration courte, et tous les symptômes apparens de la mort.

» M. le professeur Roux, à la vue de ces accidens, nous dit que probablement un vaisseau veineux avait été ouvert, et que de l'air s'est introduit dans sa cavité; il comprime l'orifice béant, à l'aide de ses doigts, fait frictionner la région précordiale, et jeter à plusieurs reprises des verres d'eau très froide sur la face de la malade; on titille en même temps l'ouverture des narines, avec les barbes d'une plume imprégnées d'ammoniaque. Tant de soins prodigués ne sont pas infructueux. Quelques minutes passées, on sent les battemens du cœur se réveiller; on entend de nouveau le souffle respiratoire; la circulation vient bientôt redonner la vie et le mouvement à ce corps, naguère cadavre. La malade questionnée balbutie, fait entendre des mots entrecoupés, des sons analogues à ceux qu'on entend près des malades qui ont une paralysie des organes vocaux. Une quantité notable de mucosité s'échappe par la commissure des lèvres; la malade enfin ne tarde pas à articuler des mots et à se plaindre des douleurs qu'elle éprouve.

» M. Roux, après avoir posé des ligatures sur quelques vaisseaux, n'a pas voulu continuer l'opération. Il a mieux aimé étrangler la tumeur, aux trois quarts disséquée, avec une double ligature et y intercepter ainsi l'abord des fluides nourriciers.

» La malade, pansée, a été couverte de sachets bien chauds;

on lui a donné alternativement, toutes les heures, une cuillerée de potion éthérée, et de vin de Malaga. Les 2e, 3e, 4e, 5e jours, il ne s'est pas développé le plus léger accident. Le 6e, la tumeur exhalait une odeur fétide. Sa totalité n'offrait plus qu'un détritus putrilagineux. Elle a été enlevée sans difficulté, et sans occasionner des douleurs à notre jeune malade. Pas d'accidens jusqu'à la matinée du 7e jour; oppression légère, parole embarrassée; état comateux, et mort dans la nuit.

» *Nécropsie*. Limites de la plaie : bornée en bas par la clavicule, en haut par la région mastoïdienne, en dedans par le larynx et les muscles sterno et thyro-hyoïdiens, en dehors par les muscles de la région postérieure du cou. La tumeur reposait immédiatement sur la gaîne celluleuse qui entoure l'artère carotide primitive, la veine jugulaire interne, le nerf pneumo-gastrique. Elle était recouverte par la peau, et le muscle sterno-cleïdo-mastoïdien.

» Peau généralement pâle. La gaîne celluleuse qui enveloppe les vaisseaux et les nerfs du cou a été divisée, la veine jugulaire interne a été coupée dans son diamètre transversal. Nous pouvons observer le bout inférieur du vaisseau béant; ses parois sont déjà épaissies, hypertrophiées. Un stylet introduit dans sa cavité pénètre jusque dans la veine sous-clavière. L'artère carotide, le nerf pneumo-gastrique sont intacts. Les poumons sont crépitans, les ramifications bronchiques du côté droit sont engouées, remplies d'une sérosité spumeuse. Le poumon gauche est moins engoué, et on aperçoit des points emphysémateux sous la plèvre pulmonaire. Les cavités du cœur sont vides, l'artère aorte, pectorale et abdominale, piquée de distance en distance, laisse échapper une quantité notable de bulles d'air, mêlées à de la sérosité sanguinolente. Les divisions iliaques nous offrent encore ce phénomène à un degré moins marqué. Les veines principales, les veines caves, supérieure et inférieure, les veines satellites qui viennent se dégorger dans leur cavité, ne nous ont offert rien d'anormal. Les artères qui rampent à la base du cerveau ne contiennent pas d'air; les ventricules cérébraux renferment une petite quantité de sérosité citrine; les organes de l'appareil digestif sont sains. »

Cette observation est très remarquable; elle diffère essentiellement des précédentes parce que l'opérateur a promptement fermé l'ouverture de la veine qui livrait passage à l'air. Cependant, la malade est morte au bout de 7 jours, et, d'après l'autopsie, je pense que la présence bien constatée de l'air dans le système vasculaire est la principale cause de la mort. C'est, du reste, l'opinion de M. Roux lui-même, qui nous a raconté ce fait, avec une grande franchise, dans une séance de l'Académie.

Le sixième fait irrécusable est de M. Ulrich; il a été publié dans le *Journal des Connaissances médico-chirurgicales*, 2e année, novembre 1834, page 91, d'après la relation insérée dans la *Gazette Médicale* de Berlin.

Extirpation d'une tumeur du cou; entrée de l'air avec bruit par la veine jugulaire interne ouverte pendant l'opération; mort au bout d'une minute. A l'ouverture faite cinquante-deux heures après la mort, l'oreillette droite est distendue, élastique, et elle s'affaisse aussitôt qu'une incision y est pratiquée.

« En faisant l'ablation d'une tumeur située sur le côté du col et qui comprenait les vaisseaux et les nerfs de cette partie, M. Ulrich s'aperçoit qu'il vient d'ouvrir la veine jugulaire interne. Cependant, pas une goutte de sang ne s'écoule, *les parois veineuses restent écartées comme si elles appartenaient à une artère*; leur face interne n'offre rien de particulier; mais, à l'extérieur, elles présentent une couleur blanche, qui n'est point ordinaire aux veines. Les assistans croient avoir entendu un sifflement à l'instant où ce vaisseau a été coupé. Bientôt du sang écumeux coule par le bout inférieur; le malade tombe en syncope; il est pris de légers mouvemens convulsifs de la face, puis d'épisthotonos. Le visage est pâle, le pouls petit, tremblant, la respiration rare. La mort survient, au bout d'une minute.

» 52 heures après la mort, le cadavre ne présente presque aucune trace de putréfaction. Les tégumens du crâne fournissent assez de sang. Le cerveau est ferme et piqueté. La carotide, la trachée artère, le nerf vague sont examinés et trouvés intacts. La jugulaire interne est enveloppée par la tumeur. Elle se rétrécit et finit par s'oblitérer, un peu au-dessus du point où elle a été coupée. Après avoir ouvert avec soin le péricarde, on trouve *l'oreillette droite distendue, élastique*; on pratique une légère incision à sa partie supérieure, elle s'affaisse aussitôt, sans qu'il s'échappe une goutte de sang. Le sang contenu dans le ventricule droit et dans le reste du corps est noir et liquide.»

Ce fait, à mon avis, est des plus remarquables; il ressemble presque en tout point à ce qu'on observe dans les expériences sur les animaux; ouverture de la veine béante; sang écumeux qui sort dans l'expiration; mouvemens convulsifs et la mort. Ce fait seul, suffit pour résoudre la question que je me suis proposée.

LE SEPTIÈME FAIT IRRÉCUSABLE EST DE M. ROUX; il a été publié dans le *Journal des Connaissances médico-chirurgicales* de septembre 1836, par MM. Mercier et Vigla.

Extirpation du bras droit, siége d'une brûlure; entrée de l'air avec bruit par une veine coupée en faisant le lambeau postérieur; mort subite; à l'autopsie faite vingt-quatre heures après, on trouva les cavités droites du cœur et la veine cave inférieure dans un état de tension élastique. A l'ouverture faite sous l'eau, il s'en échappa une grande quantité de bulles que l'on recueillit et que l'on analysa, c'était de l'air atmosphérique.

« Halé, maître de danse, âgé de 53 ans, d'une constitution

robuste et d'un embonpoint remarquable, rentra chez lui le dimanche 24 avril 1836, dans un état complet d'ivresse ; il avait froid, et voulant trop approcher de la cheminée, dans laquelle il venait d'allumer du feu, il s'y laissa tomber. Il eut beaucoup de peine à s'en tirer, et n'eût peut-être pas réussi, sans le secours des voisins accourus à ses cris. Quel temps resta-t-il dans le feu? c'est ce qu'il ne put pas nous dire. Il fut amené le même jour à l'Hôtel-Dieu, vers onze heures du soir, et couché au n° 4 de la salle Sainte-Marthe.

» Examiné le lendemain à la visite, on put voir que la face et le tronc n'avaient que peu souffert ; quelques phlyctènes peu étendues se remarquent sur la partie antérieure de l'abdomen.

» Les membres supérieur et inférieur du côté gauche ont aussi été à peine effleurés ; deux ou trois phlyctènes existaient à la main ; mais les deux parties les plus compromises sont les membres du côté droit, surtout le membre thoracique.

» La brulûre commence à deux ou trois pouces au-dessous de l'articulation de l'épaule et s'étend jusqu'à la main. A la face interne du bras et palmaire de l'avant-bras, il n'y a que de l'érythème; mais aux régions opposées, la brûlure pénètre jusqu'aux muscles, qui doivent être presque tous atteints. La peau est raccornie, sèche, parcheminée, brunâtre, noire même dans quelques points, jaune dans d'autres. Elle a perdu toute sensibilité ; les doigts n'ont pas été atteints par le feu; mais tel est l'état des parties situées au-dessus d'eux, que si la vie leur est encore transmise, ce ne peut être pour longtemps ; leur volume a augmenté, ils sont écartés les uns des autres, ne peuvent être complètement fléchis; leur couleur est violacée, livide; ils sont insensibles aux agens extérieurs ;

à la cuisse et à la jambe, la brûlure paraît n'avoir été portée que jusqu'au quatrième degré (toute l'épaisseur de la peau), et elle est bornée à la partie antérieure. Par un hasard assez heureux, il n'y a que de l'érythème à la région du genou; le pied est complètement intact; il conserve sa sensibilité.

» Au milieu de lésions extérieures aussi graves, tout est calme au dedans. Halé est sans fièvre, sans inquiétude sur son état. Le visage accuse un peu de stupeur; il y a bien dans les yeux quelque chose de hagard; dans ses réponses, justes d'ailleurs, quelque chose de brusque; mais ces deux symptômes ne paraissent pas dépendre nécessairement de son état actuel.

» Cet homme est donc encore dans un état apparent de santé; abandonné à lui-même, il est cependant voué à une mort certaine; la brûlure du bras, existât-elle seule, le perdra. Que par la pensée il en soit fait abstraction, et il peut guérir de celle des membres inférieurs, il peut vivre.

» En cette circonstance, M. Roux pense, que pour sauver ce malheureux, il faut séparer le bras mort. Dès lors, il devient possible à la nature d'effectuer une double guérison. Les circonstances sont, d'ailleurs, des plus favorables; la proposition est faite, mais non acceptée.

» Le mardi, mercredi et jeudi se passent, le malade persistant dans son refus. Pendant ce temps, la fièvre éliminatoire se déclare; elle n'est pas encore assez développée le vendredi matin, pour renoncer à l'opération, que le malade demande à son tour. C'est dans l'articulation que l'opération dut être pratiquée, et M. Roux fit choix de la méthode de Desault.

» L'incision préliminaire, partant de l'acromion et s'étendant à deux pouces au-dessous, avait été faite. Le lambeau externe et postérieur était taillé, et l'opérateur, après l'avoir fait relever, incisait la capsule pour luxer la tête de l'humérus, lorsqu'on s'aperçut que le visage du malade pâlissait, il paraissait sur le point d'éprouver une syncope, et cependant il n'avait perdu que quelques gouttes de sang. Ce symptôme paraît peu grave; on se hâte de terminer l'opération. La voie du couteau fut faite, puis incision de la capsule pour tailler le lambeau antérieur et interne, et avant que les gros vaisseaux eussent été divisés, un aide avait déjà glissé la main derrière l'instrument pour les comprimer dans le lambeau même, qui fut alors promptement achevé. Mais la syncope continua; deux ou trois symptômes convulsifs firent croire un instant que le malade allait revenir à lui; il n'en fut pas ainsi, et malgré tous les moyens mis en usage dans une pareille circonstance, eau froide projetée à la face, position horizontale, frictions spiritueuses sur la région précordiale, excitans de toute espèce présentés à la muqueuse nasale, la syncope se prolonge et l'on acquit bientôt cette triste conviction, que le malade était mort. C'est après la section du lambeau postérieur que ces symptômes apparurent. Quelques personnes crurent, en voyant le malade exécuter quelques mouvemens convulsifs des bras et des jambes avec flexion brusque de la tête, qu'il allait avoir une attaque d'épilepsie. D'autres, placés plus près, avaient entendu bien distinctement un *bruit* singulier de *sifflement*, semblable à celui de l'entrée de l'air dans une machine pneumatique où existait le vide. M. Roux, lui-même, entendit bien quelque chose d'analogue, mais crut en trouver l'explication dans les mouvemens imprimés à l'articulation pour couper la capsule; enfin, la plupart des assistans, les yeux fixés sur le chirurgien, n'avaient tourné leur attention sur le malade, qu'au moment où l'opération fut suspendue.

» On se demanda la cause d'un accident aussi terrible, aussi instantané, accident dont cet amphithéâtre avait déjà été témoin pendant la pratique de Dupuytren, et bientôt on ne douta pas que cette observation ne fût à ajouter à celle de Delpech. Toutefois, avant de prononcer définitivement sur l'introduction de l'air dans les veines, il fallait attendre les renseignemens que fournirait l'autopsie.

» *Autopsie vingt-quatre heures après la mort.—Thorax et abdomen*: la paroi antérieure du thorax et celle de l'abdomen sont enlevées avec la plus grande précaution. On conserva intacts les plèvres et le péricarde; et le sternum, scié à peu de distance de la fourchette, n'exposa pas à léser des veines d'un médiocre volume en désarticulant cet os; le péricarde incisé, le ventricule droit offrit au toucher une mollesse, une élasticité insolites qui, toutes préventions à part, ne s'expliquent bien que par la présence d'un gaz.

» En examinant avec attention la surface extérieure du cœur, on vit, dans les veines coronaires, des globules de gaz divisant en plusieurs points la colonne du liquide que les vaisseaux contenaient.

» On reconnaissait ce qui se passe, quand une bulle d'air a pénétré dans un tube thermométrique. On avisa alors, vu la quantité de gaz que l'on s'attendait à trouver dans le cœur, à le recueillir, pour l'analyser ensuite. Mais avant d'ouvrir cet organe, on voulut constater l'état de quelques grosses veines, et l'on choisit la veine cave inférieure; celle-ci, disséquée avec soin, faisait éprouver au toucher la même sensation que le ventricule droit. Une portion fut circonscrite avec deux ligatures, après qu'on y eut enfermé le plus qu'on put de ce fluide, qu'on ne reconnaissait encore qu'avec les doigts; de l'eau fut versée dans ce côté de l'abdomen, de manière à former un petit bassin, dont le niveau dépassait au moins d'un pouce la veine qui, incisée avec un scalpel, laissa d'abord écouler du sang rougissant l'eau, puis une assez grande quantité de bulles gazeuses assez grosses, qu'on laissa perdre. On tranforma de même la partie médiastine du thorax en un bassin rempli d'eau, au milieu duquel le cœur plongeait complètement, ce que la disposition des parties permit de faire avec la plus grande facilité. Dans ce bassin, une éprouvette remplie d'eau fut renversée, dans laquelle on put recueillir, après avoir largement incisé le ventricule droit, onze centimètres cubes d'air que l'on conserva; quelques bulles furent perdues, parce qu'on ne voulut pas se presser de placer l'éprouvette, à cause des précautions qu'exigeait le peu de profondeur de cette cuve chimique improvisée. L'éprouvette, maintenue renversée dans une soucoupe remplie d'eau, fut mise de côté, et l'autopsie continuée; on ne trouva pas de gaz dans les veines superficielles du cou; il n'y en avait point dans les veines profondes; les veines axillaire et sous-clavière droites étaient remplies de sang.

» Poumon gauche tout à fait exsangue, d'une légèreté qui étonna les assistans, parfaitement crépitant, sans aucune trace d'emphysème. Le droit contenait un peu de sang; les autres caractères physiques étaient les mêmes que ceux du poumon gauche.

» Rien de remarquable dans les organes abdominaux.

» *Tête.* — On trouva des altérations qui parurent expliquer d'une manière assez satisfaisante la physionomie particulière et les réponses du malade; ces altérations consistaient dans une teinte opaque terne de la portion cérébrale de l'arachnoïde. Grande quantité de sérosité dans le tissu cellulaire sous-jacent. A la partie antérieure de l'hémisphère droit, concrétion calcaire, plate, de la largeur d'une pièce de cinq francs;

quelques ecchymoses dans le tissu cellulaire qui sépare l'arachnoïde de la dure-mère, petite saillie osseuse implantée à la gouttière basilaire de l'occipital; elle était peu proéminente et revêtue par la dure-mère. L'apophyse odontoïde de la deuxième vertèbre rétrécissait un peu le canal vertébral en cet endroit, sans cependant que la moëlle fût aplatie et eût diminué de volume.

» *Analyse du gaz.* — Le gaz recueilli dans l'éprouvette était incolore. On pensa que l'on ne pouvait avoir à chercher qu'un des suivans: ammoniaque, acide carbonique, azote, hydrogène, oxigène, air atmosphérique. Ce n'était pas de l'ammoniaque, car il était insoluble dans l'eau; en le soumettant à l'action de l'eau de chaux, il ne précipita pas: ce n'était donc pas de l'acide carbonique. Une bougie allumée, plongée dans le gaz, brûla avec la même activité que dans l'air ambiant; ce n'était pas de l'azote; ce n'était pas non plus de l'oxigène, qui eût donné à la lumière un éclat plus vif, ni de l'hydrogène, qui se fût allumé en l'éteignant. C'est ainsi que par voie d'exclusion on arriva à une conclusion qui paraît assez rigoureuse: que le gaz trouvé dans le cœur était de l'air atmosphérique, et à cette conséquence, que cet air introduit dans les veines paraissait être la cause de la mort subite.

» Cette observation présente cela d'intéressant, que l'air n'a pu pénétrer que par un vaisseau d'un très petit calibre, puisque l'accident s'est manifesté pendant la section du lambeau postérieur. Il n'eût guère pu arriver pendant la section du lambeau antérieur, la compression préalable des vaisseaux axillaires, dans le dernier temps de l'opération, le prévenant aussi bien que l'hémorrhagie; il se conçoit mieux dans le cas de Delpech, où les veines avaient subi une dilatation morbide.

» D'autre part cependant, si les symptômes observés laissaient quelques doutes sur cette cause présumée de la mort subite, l'autopsie ne viendrait-elle pas les faire cesser?

» On trouve bien, dans les circonstances ordinaires, des gaz dans le système vasculaire. Nous avons fait depuis cette autopsie quelques recherches qui d'ailleurs avaient été faites avant nous, pour établir la contr'épreuve de ce qu'on vient de lire. Nous avons trouvé des gaz presque constamment dans le cœur, surtout dans le ventricule droit: moins dans les veines caves et jugulaires. Mais ayant voulu les recueillir sous une éprouvette, nous n'avons pu en obtenir un volume suffisant pour en faire l'analyse, au moins avec les moyens que nous avons employés dans le fait rapporté ci-dessus; mais ce que nous n'avons jamais trouvé depuis, c'est cette tension élastique du cœur et de la veine cave : ce mélange de gaz et de liquide dans les veines coronaires. »

Ce fait, sous le rapport de l'autopsie, ne laisse rien à désirer ; il a, comme ceux de Dupuytren, de Delpech, de M. Castara et de M. Ulrich, la plus grande analogie avec ce qu'on observe sur les animaux morts à la suite de l'introduction spontanée de l'air dans les veines.

LE HUITIÈME FAIT de la première catégorie est de M. CLÉMOT, il a été inséré dans la *Lancette Française* (1830, tome IV, page 24).

Extirpation d'une énorme tumeur du sein ; mort quelques heures après l'opération ; à l'ouverture on trouva les cavités droites distendues par de l'air, ainsi que les veines qui allaient de la plaie au cœur.

« Dans l'extirpation d'une tumeur du sein du poids de douze livres, un malheur semblable à celui qu'ont éprouvé Dupuytren et M. Graëfe eut lieu, mais la malade ne périt que quelques heures après l'opération.

» A l'autopsie, on trouva également les *veines qui allaient de la plaie au cœur, le ventricule et l'oreillette distendus par de l'air.* »

Ce fait, quoique très brièvement raconté, renferme cependant le caractère essentiel qui le rend irrécusable ; c'est la présence de l'air dans les cavités droites du cœur.

LE NEUVIÈME FAIT de la première catégorie se trouve inséré dans la thèse de M. PUTEGNAT (Paris 1834, n. 156).

Saignée de la jugulaire sur un homme frappé d'apoplexie; mort subite; à l'autopsie, on trouva l'oreillette droite du cœur distendue par de l'air.

« Un homme, frappé d'apoplexie, mourut aussitôt après une saignée de la jugulaire qu'on venait de lui pratiquer.

» A l'ouverture du cadavre, on trouva *l'oreillette droite du cœur distendue par de l'air.* »

Ce fait, encore plus brièvement raconté que le précédent, renferme aussi le caractère essentiel; c'est la présence de l'air dans l'oreillette droite; mais je conçois que sa coïncidence avec une apoplexie peut laisser des doutes sur la véritable cause de mort. Il est bien fâcheux que ce fait intéressant ne soit qu'un simple témoignage et non pas une observation détaillée.

LE DIXIÈME FAIT IRRÉCUSABLE EST DE M. BOULEY JEUNE, qui nous l'a communiqué à l'Académie royale de médecine dans la séance du 29 janvier 1839 ; il a été inséré dans le Bulletin des 15 et 31 mars 1839, n. 11 et 12.

Introduction accidentelle de l'air dans la veine jugulaire gauche d'une jument, immédiatement après une saignée pratiquée sur ce vaisseau. Mort foudroyante sept à huit minutes après l'opération.

« Le lundi, 21 janvier 1839, entre midi et une heure, je me rendis, ainsi que j'en ai l'habitude, à l'établissement de M. Dareau, loueur de voitures publiques, à Montrouge, pour y visiter ses chevaux malades. A mon arrivée, j'appris du chef d'écurie, que depuis ma dernière visite, que j'avais faite huit jours auparavant, douze chevaux boiteux ou malades étaient entrés à l'infirmerie. Quoique je fusse très-pressé et que je ne m'attendisse pas à ce surcroît d'occupation, je me mis en devoir d'examiner ces animaux, et je commençai ma visite par une jument grise, âgée de neuf à dix ans, qui depuis quatre jours était tombée malade. La gêne de sa respiration, ses plaintes et sa toux ne me permirent pas de méconnaître une pneumonie que je jugeai d'autant plus grave, qu'elle n'avait point été saignée à son début. L'auscultation me démontra cependant que le poumon droit seul était malade. La rougeur des muqueuses apparentes et la dureté du pouls indiquant la nécessité d'une saignée, je la pratiquai moi-même, à la jugulaire gauche et selon les règles prescrites. L'ouverture tégumentaire que je fis était large et se trouvait parfaitement en rapport avec la blessure du vaisseau; le sang sortait librement, par un jet continu et sans saccades; en un mot, rien n'indiquait que cette opération pût avoir la moindre suite fâcheuse. Désirant terminer ma visite le plus promptement possible, je chargeai le maréchal de l'établissement de recevoir six livres de sang dans un vase dont je connaissais la capacité, et je m'éloignai de quelques pas pour visiter d'autres chevaux. Au bout de dix minutes environ, on vint me prévenir que la saignée était terminée. Je me rendis à l'instant même à l'écurie où se trouvait ma malade, avec l'intention de lui passer deux sétons au poitrail. Je m'aperçus alors que le maréchal avait négligé d'arrêter le sang, qui, à la vérité, coulait peu; je lui en fis des reproches et je m'empressai de réparer son omission, en traversant d'une épingle les lèvres de la plaie et en les rapprochant, ainsi qu'il est d'usage, au moyen d'un nœud composé de quelques crins. J'avais à peine appliqué cet appareil que les symptômes les plus alarmans se manifestèrent. La respiration devint tout-à-coup bruyante, précipitée et des plus laborieuses; les naseaux se dilatèrent outre mesure, le pouls s'effaça, un tremblement général s'empara de tout le corps, la bête chancela sur ses membres, et bientôt elle tomba, comme frappée de la foudre, sur la litière où elle expira quelques instans après, sans qu'il me fût possible de lui porter le moindre secours.

» Une mort aussi prompte et aussi inattendue, survenue immédiatement après une saignée que j'avais pratiquée, produisit sur moi une impression que l'on concevra facilement et que je ne chercherai point à dissimuler. Il est des émotions dont on ne peut se défendre, et celle que j'ai éprouvée dans cette circonstance était de ce nombre.

» Bien que le mal fût sans remède, je cherchai quelle avait pu en être la cause. Je demandai d'abord au maréchal s'il avait entendu quelque bruit, au moment où il avait cessé de comprimer la veine; il me répondit négativement; mais il est à noter que cet homme, dont l'intelligence est assez bornée, se trouve assez souvent dans un état voisin de l'ivresse. Je ne pouvais donc attacher une bien grande importance aux renseignemens qu'il me donnait. Après avoir récapitulé l'état dans lequel se trouvait la jument avant la saignée, les circonstances qui avaient suivi cette opération, et surtout les symptômes qui s'étaient manifestés au moment de la mort, je fus naturellement conduit à attribuer ce fâcheux accident à l'introduction de l'air dans la veine jugulaire. J'aurais désiré en acquérir la certitude en faisant à l'instant même l'autopsie de cette bête; mais le temps me manquait et je n'avais point à ma disposition les instrumens nécessaires; la température étant d'ailleurs presque à zéro, je ne vis aucun inconvénient à différer cette opération jusqu'au lendemain.

» Voici le résultat de l'ouverture que j'ai faite, 22 heures après la mort, assisté de mon fils aîné, interne des hôpitaux.

» La veine jugulaire gauche sur laquelle la saignée avait été pratiquée, ouverte involontairement par l'équarrisseur à son entrée dans la cavité thoracique, laisse écouler, avec le sang qui s'en échappe, un nombre considérable de bulles d'air volumineuses. On ne remarque pas le même phénomène de l'autre côté. A l'ouverture de la poitrine, que l'on fait avec le plus grand soin, on observe dans la plèvre du côté droit et dans le péricarde une petite quantité de sérosité sanguinolente. Aucun des deux poumons n'est emphysémateux. Celui du côté gauche est parfaitement sain; le droit, au contraire, est hépatisé dans presque toute son étendue; cette hépatisation, qui est d'un gris jaunâtre, présente l'aspect d'un dépôt fibrineux; on n'y remarque point encore de pus. Le cœur est d'un volume normal. L'oreillette droite et le ventricule du même côté sont distendus par un caillot noirâtre, fibrineux au centre, d'un volume considérable et se prolongeant dans les deux veines caves, notamment dans l'antérieure. Le caillot est parsemé d'une quantité innombrable de globules d'air très-petits, dont une partie s'écoule avec la portion de sang restée liquide. Les parois de l'oreillette et du ventricule, les colonnes charnues et les valvules sont également tapissées d'une quantité considérable de globules transparens. L'artère pulmonaire, suivie dans les deux poumons jusqu'à ses petites ramifications, offre un sang liquide et très spumeux. Les cavités gauches du cœur présentent les mêmes phénomènes que les droites; le caillot qu'elles renferment, et qui se prolonge dans l'aorte postérieure, est seulement moins volumineux, plus rouge et plus consistant; le nombre des globules est généralement moins considérable.

» L'air s'étant ainsi introduit dans le système circulatoire à sang rouge, il était très important de constater s'il avait parcouru tout le cercle vasculaire. Voici ce que nous avons observé. Le sang contenu en assez grande quantité dans la veine cave postérieure était aussi mêlé de quelques globules; on en remarquait de même un bon nombre dans les veines mésentériques. Ces globules, dans ces vaisseaux, étaient interposés entre les colonnes sanguines; on les faisait facilement cheminer ensemble en comprimant les veines qui les contenaient. Le sang de la veine porte était également battu d'air, et cela, même dans les divisions qu'elle envoie dans le foie; une pression exercée sur ce viscère faisait sortir des branches de cette veine un sang noir mêlé de globules transparens très fins. Enfin le cerveau mis à découvert laisse apercevoir un nombre notable de bulles d'air que la pression fait circuler aisément dans les veines qui rampent à la surface de ce viscère; il en est à peu près de même, quoique le phénomène soit moins marqué, dans les veines cérébelleuses. Le sinus transverse, laisse à peine apercevoir quelques globules presque microscopiques à la surface du caillot qui le remplit; mais on en distingue un bon nombre dans les veines des corps striés.

» Telles sont les lésions importantes que nous avons observées. Rapprochées des symptômes qui ont été précédemment décrits, elles démontrent, d'une manière indubitable, que l'introduction de l'air dans la jugulaire gauche a été l'unique cause de la mort de la jument qui fait le sujet de cette observation. »

Le fait de M. Bouley est extrêmement précieux; c'est, à ma con-

naissance, le seul exemple bien constaté de mort subite par introduction de l'air dans une veine, à la suite d'une opération sur le cheval. Je ne doute pas que des accidens de cette espèce ne soient déjà arrivés : mais ils sont passés inaperçus.

Je crois que si l'animal est mort si promptement, c'est qu'il avait été affaibli par la pneumonie dont il était affecté, et par la saignée qu'on venait de lui faire, ce qui est conforme aux principes que j'ai émis dans le premier chapitre des expériences.

Comme on le voit, ce fait ne laisse rien à désirer ; il est des plus concluans, et il confirme complètement tout ce qui a été établi par les expériences sur les animaux vivans et les faits observés sur l'homme.

RÉFLEXIONS SUR LES FAITS IRRÉCUSABLES DE LA PREMIÈRE CATÉGORIE.

Pour les dix faits de cette première catégorie, nous nous empressons de dire que nous ne regardons comme vraiment irrécusables que ceux de Beauchêne, Dupuytren, Delpech, de MM. Castara, Ulrich, le deuxième de M. Roux, et celui de M. Bouley. Maintenant, si nous rapprochons les faits les plus concluans observés sur l'homme et sur les animaux, de ceux qu'on peut produire à volonté par des expériences, il est évident que nous trouverons que les phénomènes sont les mêmes sous le quadruple rapport, du bruit particulier de l'air, des symptômes qu'éprouve l'animal, du genre de mort et des lésions cadavériques.

Examinons d'abord le premier phénomène :

Le bruit que fait entendre l'air, en pénétrant par une veine ouverte accidentellement ou à dessein, est le même sur les animaux que sur l'homme ; c'est une espèce de sifflement particulier que produit toujours l'air lorsqu'il pénètre dans une cavité par une ouverture étroite, et comme il se mêle souvent au sang, alors il détermine presque toujours une espèce de glouglou, de claqclaq, ou de lapement. Du reste, on conçoit que le bruit doit être différent, suivant que l'air entre seul, ou mélangé avec le sang.

Dans le fait de Beauchêne, on compare ce bruit « à celui que produit l'air, lorsqu'il entre par une petite ouverture, dans la poitrine d'un animal vivant. »

Dans celui de Dupuytren « on entendit un sifflement prolongé, analogue à celui qui est produit par la rentrée de l'air dans un récipient dans lequel on fait le vide. »

L'opérateur s'arrête un instant étonné et dit : « Si nous n'étions aussi loin des voies aériennes, nous croirions les avoir ouvertes. »

Dans le troisième fait, qui est de Delpech, ce chirurgien dit : « Un *bruit de succion*, un fort *reniflement* se fit entendre très-distinctement et à plusieurs reprises pour les assistans même les plus éloignés. Chacun conçut le soupçon que la plèvre pouvait être ouverte. »

Dans l'observation de M. Castara on dit : « Tout-à-coup nous entendîmes un bruit particulier, une sorte de glouglou caractérisé par plusieurs claquemens précipités qui semblent s'élever du fond de la plaie. »

Dans le fait d'Ulrich, on dit : « Les assistans croient avoir entendu un sifflement à l'instant où le vaisseau a été coupé. Bientôt du sang écumeux coule par le bout inférieur. »

Lors même qu'on n'aurait pas entendu le bruit de l'air, le sang écumeux qui sort par le bout cardiaque de la veine ouverte suffirait pour prouver incontestablement que l'air est entré dans la veine.

Dans le premier fait de M. Roux, on dit : « La tumeur était presque détachée, lorsque tout-à-coup on entend un bruit particulier, une espèce de sifflement analogue au bruit que fait l'air, lorsqu'on en laisse pénétrer quelques bulles dans la machine pneumatique où on fait le vide. »

Remarquons que tous les opérateurs qui ont observé le phénomène du bruit de l'air qui entre dans une veine font à peu près les mêmes comparaisons, et que c'est exactement le même phénomène qui a lieu sur les animaux.

Observons, en outre, que c'est presque toujours à la fin des opérations graves qu'arrive l'accident d'une manière funeste, lorsque les malades sont fatigués, épuisés, et qu'ils font de grandes inspirations.

Après le bruit de l'air, viennent les symptômes subits qu'éprouvent les opérés sur lesquels l'accident dont nous parlons a lieu. Ces symptômes sont presque toujours les mêmes, et ils sont très caractéristiques. C'est un cri de désespoir, un pressentiment funeste, qu'ils expriment immédiatement après l'introduction de l'air.

Dans le fait de Beauchêne, le malade dit : « Mon sang tombe » dans mon cœur, je suis mort. »

Dans celui de Dupuytren, la malade s'écrie : « Je suis » morte. »

Et dans presque toutes les autres observations, c'est un cri de détresse analogue, et les malades éprouvent tous les signes d'un grand trouble, d'une grande perturbation et d'une mort prochaine.

Les symptômes que l'on observe sur les animaux, immédiatement après l'introduction de l'air dans le cœur, sont presque les mêmes que sur l'homme ; ils offrent la plus grande analogie. Quoique les animaux ne parlent pas, cependant ils expriment subitement la même angoisse d'une manière significative, par leurs cris et leurs mouvemens. Le signe le plus constant et le plus sûr, c'est l'accélération de la respiration qui indique promptement la gêne douloureuse et suffocante qu'éprouve l'animal. On voit bien qu'il existe un grand trouble dans la poitrine et que l'harmonie des deux fonctions qui ont lieu dans l'intérieur de cette cavité a été brusquement détruite.

Ces phénomènes ont été parfaitement décrits dans l'observation de M. Bouley.

La mort qui arrive, après l'introduction spontanée de l'air dans une veine voisine du cœur, a des caractères distincts qu'il n'est pas possible de méconnaître quand on les a bien observés. En effet, d'après les expériences et les faits constatés sur l'homme et sur les animaux, on voit bien que c'est un genre de mort tout particulier; on pourrait peut-être le confondre au premier abord avec la syncope, mais c'est autre chose, ou plutôt c'est une syncope d'un genre distinct. Dans la syncope ordinaire les phénomènes sont graduels, c'est une suspension instantanée de toutes les fonctions, c'est une mort apparente.

Dans la mort par introduction de l'air dans le cœur, l'intelligence n'est pas affectée d'abord; *le trouble ne vient pas d'en haut, il vient d'en bas, pour me servir des expressions de ma malade.*

Dans une observation que je rapporterai à la troisième catégorie, le malade a éprouvé les deux accidens; d'abord, l'introduction de l'air, et sept jours après une syncope, et on a pu constater que les deux phénomènes étaient fort différens.

Avant de savoir que l'introduction accidentelle de l'air dans les veines pût être une cause de mort subite pendant les opérations chirurgicales, on attribuait alors la mort à la syncope, à l'hémorrhagie et à la douleur; mais, il nous semble plus probable que, dans des cas analogues, c'est le plus souvent l'accident dont nous parlons qui a été méconnu, et ce qui tend à le prouver, c'est que depuis que la possibilité de cet accident est bien constatée, on ne trouve que peu ou point de ces morts subites par la frayeur, le spasme, etc.

Enfin les lésions cadavériques jettent, à notre avis, le plus grand jour sur la question qui nous occupe; sans doute les expériences physiologiques sur le danger de l'introduction de l'air dans les veines ont d'abord éveillé l'attention des chirurgiens sur ce phénomène; bientôt ils ont soupçonné que cet accident était possible, et enfin une autopsie est venue confirmer leurs soupçons.

On est donc redevable de ce fait important aux ouvertures de corps qui ont éclairé déjà tant de points obscurs de médecine et de chirurgie.

Dès qu'on eut trouvé de l'air dans les cavités droites du cœur, après avoir soupçonné l'accident, le fait de la mort par l'introduction de l'air dans les veines devait être établi par les expérimentateurs, puisque le même phénomène s'observe sur les animaux qui périssent par l'introduction spontanée de l'air dans les veines. S'il restait des doutes dans un cas de mort subite, l'autopsie viendrait les lever, lors même qu'on n'aurait pas entendu de bruit et qu'on ne se serait pas douté de l'accident; si on trouve de l'air écumeux, rouge lie de vin, et en grande quantité dans l'oreillette et le ventricule droit, et des bulles d'air dans les veines caves et l'artère pulmonaire, on peut dire hardiment que l'air a été la cause de la mort subite.

Les effets cadavériques de l'air dans le cœur ne sont pas aussi fugaces qu'on pourrait le supposer, car on les observe parfaitement longtemps après la mort; c'est ce dont je me suis assuré par des expériences directes. Par conséquent, on ne peut révoquer en doute les faits recueillis par les chirurgiens et les vétérinaires, car ils ont la plus grande analogie avec ceux observés sur les animaux soumis aux expériences, et remarquons que le fait de M. Bouley confirme pleinement ces réflexions.

En résumé nous pouvons dire, ce me semble, que les faits de cette première catégorie, rapprochés des résultats qu'on peut obtenir à volonté sur les animaux, suffisent amplement déjà, je pense, pour établir, d'une manière incontestable, qu'il est fort difficile de trouver une analogie plus complète entre des faits observés à la suite d'opérations chirurgicales, et la répétition de ces mêmes faits, par l'expérimentation sur des animaux.

Remarquons ici, comme je l'ai déjà fait observer pour la torsion des vaisseaux sanguins, les hémorrhagies traumatiques et la mort par introduction de l'air dans les plèvres, qu'on ne peut récuser les expériences sur les animaux; car, pour les esprits non prévenus, les organes lésés sont les mêmes; c'est le cœur, c'est le sang qui manque au poumon, et par suite au cerveau; l'impression morale seule est différente; tous les autres phénomènes sont les mêmes.

DEUXIÈME CATÉGORIE.

FAITS IRRÉCUSABLES MAIS SANS AUTOPSIE.

La deuxième catégorie comprend tous les faits de mort subite, par l'introduction accidentelle de l'air dans les veines, *sans autopsie*.

Ces faits, auxquels il ne manque que la vérification, par l'ouverture de corps, pour les rendre aussi irrécusables que ceux de la première catégorie, sont au nombre de six.

Le premier fait le plus remarquable est de M. Mirault, d'Angers ; il a été inséré dans la thèse de M. Guéretin, soutenue à la Faculté de Paris, le 8 juillet 1837.

Ablation d'une énorme tumeur occupant le côté droit du cou ; à la fin de l'opération, qui avait duré une heure, entrée de l'air avec sifflement répété par la veine jugulaire interne coupée dans plus de la moitié de son calibre ; mort trois heures et demie après. L'autopsie n'a pas été faite.

« M. Mirault, d'Angers, pratiquait, sur un homme de cinquante ans à peu près, l'ablation d'une tumeur fibreuse et ganglionnaire volumineuse, placée sur le côté droit du cou. L'opération durait depuis près d'une heure. Le malade n'avait perdu qu'environ douze onces de sang, malgré les nombreuses ligatures qu'il avait fallu déjà pratiquer. Il ne paraissait pas sensiblement affaibli et supportait avec courage l'opération, assis dans une chaise; au moment où l'opérateur, après avoir relevé la tumeur, la disséquait très attentivement pour la séparer des nombreux organes sous-jacens auxquels elle adhérait d'une manière tellement intime qu'elle paraissait faire corps avec eux, on entendit, tout-à-coup, un *sifflement très-distinct, une espèce de reniflement prolongé*, comme l'a dit Delpech. M. Mirault se hâta de placer le doigt sur le lieu où il venait de donner un coup de bistouri. Le malade, interrogé s'il n'éprouvait rien, répondit négativement. Un quart de minute plus tard, l'opérateur dérangeant son doigt pour chercher et lier la veine ouverte, *le même bruit* se renouvela aussi distinctement par deux reprises qui *coïncidèrent avec les mouvemens d'inspiration* (on avait bien recommandé cependant au malade de suspendre sa respiration). Immédiatement la face pâlit. Deux longues inspirations se succédèrent; *un tremblement général* survint, accompagné de *secousses tétaniques*, etc. M. Mirault se hâta à l'instant de replacer le doigt sur la veine. Le malade fut étendu sur un plan horizontal. Malgré la pression la plus exacte, du sang noir inonda la plaie. Le malade ne respirait plus; l'opérateur saisit promptement le vaisseau divisé malgré le sang noir abondant qui masquait toute la surface dénudée (*c'était la veine jugulaire interne ouverte dans plus de la moitié de son calibre, à un pouce et demi environ au-dessus de la clavicule*), et le circonscrivit par une ligature au moyen d'une aiguille courbe. Le sang s'arrêta immédiatement. Une minute et demie environ s'était écoulée depuis l'apparition des accidens (eau froide au visage, frictions précordiales, position horizontale, etc.), le malade se mit peu à peu à respirer, à se remuer; 5 minutes plus tard la connaissance et la voix étaient revenues; le pouls avait repris son rhythme et toute sa plénitude. L'espoir reprit parmi les assistans. Après 8 minutes de repos, le malade, complètement revenu à lui, laissa volontiers achever l'opération. Il continua à répondre aux questions, à respirer librement, et ne parut avoir de tendance à la syncope que par un moment où on lui élevait la tête au-dessus du plan horizontal. Le pouls redevint faible mais régulier. La masse fut enlevée en totalité; un pansement provisoire appliqué. 8 onces de sang environ s'étaient écoulées depuis l'accident. On replaça le malade dans son lit en conservant la position horizontale; on craignait la syncope; la voix était affaiblie, la respiration un peu gênée. Des frissons intenses et généraux ne tardèrent pas à se manifester (potion calmante, vin généreux) et persistèrent. M. Mirault ne vit pas changer l'état du malade pendant environ 1 heure qu'il resta près de lui : seulement le vin et la potion furent vomis par trois fois ; il s'absenta ensuite pendant 2 heures, au bout desquelles on le rappela promptement. Le malade, demeuré toujours dans le même état, lui dit-on, venait tout-à-coup de tomber très mal. M. Mirault le trouva avec tous les signes de la suffocation (face violacée, extrémités froides, pouls insensible, inspirations rares et très laborieuses, etc.) et le vit succomber au bout de dix minutes. L'autopsie ne put être faite. »

Le deuxième fait de la deuxième catégorie est du docteur John Warren. Il a été publié dans la *Gazette Médicale*, année 1833, n. 35.

Ablation d'une tumeur du sein droit. A la fin de l'opération, entrée de l'air avec bruit par une ouverture faite à la veine sous-scapulaire; mort vingt heures après. L'autopsie n'a pas été faite.

« Nancy Buncker, de Trenton (Maine), femme mariée, âgée de trente-trois ans. Depuis trois ans, elle s'était aperçue d'une dureté au sein droit qui prit de l'accroissement jusqu'à ce qu'enfin la glande tout entière fût enveloppée dans une tumeur très-dure, encore mobile, et cependant déjà unie au muscle grand pectoral par des adhérences aisées à reconnaître. Le mamelon était retiré en dedans. L'aisselle aussi était occupée par une tumeur considérable de forme globuleuse et d'une grande dureté. Pendant la dernière année, la maladie n'avait cessé de faire sentir des douleurs lancinantes. La malade désirait l'opération; elle était fermement convaincue qu'elle ne pourrait guérir; toutefois, elle se montrait parfaitement calme et résignée. En examinant la tumeur avec soin, il parut que toutes les parties affectées étaient susceptibles d'être enlevées; et considérant que la malade aurait ainsi une chance de salut, et que, quand même il y aurait récidive, les souffrances seraient toujours moindres qu'en laissant la glande dans cet état, on procéda à l'opération le 24 décembre 1831.

» La malade fut assise sur une chaise, le bras droit étendu et relevé au-dessus de la ligne horizontale, afin de tendre la peau et de donner accès dans le creux de l'aisselle; un aide le contint dans cette position. On comprit, dans une incision ovale, la peau altérée du sein avec le mamelon. On détacha le sein du muscle pectoral sans le séparer des glandes axillaires. Comme ces glandes adhéraient aux gros troncs vasculaires, on les disséqua avec beaucoup de précaution, et en passant le doigt entre la tumeur et la veine axillaire, où le tissu cellulaire était suffisamment lâche. Cette séparation était presque complétement achevée et il ne restait à détruire que de légères connexions à chaque extrémité de la tumeur, lorsqu'une veine fut divisée à la partie externe de l'aisselle et laissa couler une petite quantité de sang qui masqua les parties voisines. En conséquence, on reporta le couteau à l'autre extrémité de la tumeur, mais à peine ce mouvement était-il fait, que la malade s'agita. Je vis la figure prendre une teinte pâle, livide, *et au même moment, on entendit le bruit de bouillonnement ou de glossement quoique indistinctement*; mais l'endroit d'où il provenait était caché aux regards; la peau et la graisse voisines étant revenues sur ce point, dès que le chirurgien l'avait abandonné, on comprima immédiatement l'aisselle. La malade avait perdu toute sensibilité; la respiration était apoplectique. On sépara tout d'un temps la tumeur. On changea la position de la malade, qui fut soutenue par les personnes qui l'entouraient. On lui administra de l'eau-de-vie et on introduisit de l'ammoniaque dans les narines. Cependant, de moment en moment, le pouls devenait moins sensible. On recouvrit les extrémités de linges trempés dans l'eau chaude ; on fit de fortes frictions sur la poitrine et sur toutes les parties du corps. On porta dans le pharynx une quantité considérable d'eau-de-vie. A cet instant *la couleur livide des joues fit place à un rouge vermeil plus agréable à mes yeux, que les vives couleurs qui brillent sur les joues d'une jeune beauté. Je me retournai vers les élèves qui suivaient nos tentatives avec une extrême anxiété, pour dire* : *le danger est passé* ; mais je me retins, et je continuai mes efforts. La rougeur disparut bientôt et la lividité prit sa place. La respiration s'affaiblit davantage ; le pouls au poignet était à peine perceptible, et malgré les applications redoublées de topiques chauds et humides, les extrémités et tout le corps se refroidirent rapidement et la respiration s'arrêta tout-à-coup.

» Comme dernière tentative, j'ouvris le larynx, et à l'aide d'un soufflet, j'insufflai de l'air dans les poumons de la manière la plus prompte et la plus parfaite possible, imitant les mouvemens d'inspiration et d'expiration avec une grande exactitude, et je continuai les applications de chaleur et les frictions sur toute la surface du corps. Ces moyens furent mis en œuvre durant 20 minutes encore, sans produire aucun résultat encourageant ; je perdis alors tout espoir de rappeler ma malade à la vie. Ses amis désirant profiter de l'occasion d'un bâtiment qui partait pour le lieu de leur résidence, le corps fut emporté peu de temps après, et il ne fut pas possible d'en faire l'autopsie.

» Dans ce cas, dit M. Warren, la veine ouverte était la sous-scapulaire, elle ne paraissait pas bien grosse quoique parfaitement visible avant d'être intéressée, et l'incision était à une distance notable, à près d'un pouce de la veine axillaire. La dissection l'avait beaucoup isolée des parties environnantes ; de plus la dissection de la cavité axillaire avait été portée assez loin, pour relâcher beaucoup les attaches du fascia qui enveloppe la veine axillaire.

» Nous avons donc ici une petite veine à une certaine distance du cœur, isolée de toutes parts, et s'abouchant à une autre veine aussi en partie disséquée. Les tuniques ne paraissaient nullement malades, et les explications de M. Bérard n'ont ici aucune valeur. Il est probable que la raison de ce phénomène est dans la position du bras. Le membre étant en effet tendu et élevé, la veine axillaire était dans un état de tension très considérable. La veine sous-scapulaire était également tendue par le poids du sein resté adhérent aux glandes axillaires. »

LE TROISIÈME FAIT de la deuxième catégorie est de M. GOULARD DE LYON. Il a été publié par M. Duplat dans la *Gazette Médicale*, année 1833, tom. 1, n. 76.

Ablation d'un cancer du sein. A la fin de l'opération, ouverture de la veine axillaire. Mort quelques minutes après. L'autopsie n'a pas été faite.

« Les deux observations de M. le docteur J. C. Warren sur l'introduction de l'air dans les veines pendant les opérations, rapportées dans le n. 35 de la *Gazette Médicale*, m'ont rappelé un fait semblable, que je dois vous communiquer dans l'intérêt de la science. On ne saurait trop accumuler les faits de ce genre, pour démontrer aux opérateurs le danger qu'il y a de léser des vaisseaux veineux placés dans le voisinage du cœur ou du cerveau.

» La nommée A....., âgée de 68 ans, atteinte d'un cancer au sein, compliqué d'une mélanose, qui avait son siége dans le tissu cellulaire du creux de l'aisselle, enveloppant deux glandes indurées assez volumineuses. Cette malade, désirant se faire débarrasser de cette maladie grave, s'adressa à M. le docteur Goulard, de Lyon, qui, cédant aux pressantes sollicitations de la femme A..., réunit plusieurs de ses confrères au nombre desquels je me trouvai, pour l'assister dans cette opération. L'opération fut commencée avec beaucoup de soin; arrivé à la dissection de la masse mélanique et des glandes près de l'aisselle, le tranchant du bistouri lésa un vaisseau veineux (je crois la veine axillaire), duquel il s'écoula un peu de sang. Au même instant, la malade pâlit; des mouvemens convulsifs, dans les muscles de la face, survinrent; puis le hoquet et la mort s'en suivirent quelques minutes après. Tous les moyens de compression ou autres furent mis en usage pour rappeler l'opérée à la vie. Ils furent inutiles. L'autopsie ne put être faite. »

LE QUATRIÈME FAIT de la deuxième catégorie est de M. LE DOCTEUR BARLOW DE BLACKBURN. Il a été inséré dans la *Gazette Médicale*, année 1831, n. 42.

Extirpation d'une tumeur située sur le côté gauche du cou. Entrée de l'air avec bruit, par une large veine ouverte. Mort subite. Pas d'autopsie.

« Madame Beads-Worth, femme mariée, d'une constitution délicate, me consulta pour une tumeur située sur le côté gauche du cou, s'étendant de haut en bas depuis l'oreille jusqu'auprès du sternum et de la clavicule, et latéralement de la glande thyroïde au muscle sterno-mastoïdien qui recouvrait une partie de la tumeur. Elle était devenue insupportable par son poids et son volume; elle était dure, adhérente et mamelonnée à sa surface; mais elle n'était pas sensible à la pression.

» L'étendue et la situation de la tumeur, les adhérences qu'elle avait probablement contractées avec plusieurs organes importans ainsi que l'état de délicatesse et l'affaissement de la malade, me faisaient reculer devant l'opération, que demandaient avec instance et la malade et ses amis. Ayant consulté un médecin célèbre, doué d'une grande expérience, d'une ville voisine, qui fut d'avis que la tumeur pouvait être enlevée sans crainte, elle me sollicita de nouveau de lui pratiquer l'opération, à laquelle je me décidai alors, mais plutôt par ce motif que par un espoir fondé de succès.

» Le jour de l'opération fixé, et tout ce qui était nécessaire étant prêt, je fis asseoir la malade sur une chaise inclinée, soutenue par des aides, et en présence du chirurgien dont je viens de parler. Je commençai les incisions avec le bistouri, un peu au-dessus de l'oreille, les dirigeant en bas sur la tumeur dans une longueur de dix pouces, les faisant se rencontrer sur une ligne tirée au-dessus de l'angle de la mâchoire inférieure et laissant entre chaque incision une partie des tégumens qui représentaient une ellipse. Tandis que j'étais occupé à disséquer la peau qui recouvrait la tumeur sur ses côtés pour arriver à sa base, *un bruit de sifflement avec gargouillement se fit entendre* subitement, sortant en évidence d'une large veine vide qui venait d'être incisée, et la malade expira instantanément sans pousser aucune plainte, ni un seul soupir, sans mouvement convulsif, etc. Tout ce que l'on fit pour la rendre à la vie se trouva sans effet. Cet événement inattendu jeta la consternation parmi les personnes présentes; il n'y avait pas eu une once de sang de perdue, et alors on attribua entièrement la *mort à un état de débilité et à la syncope*, opinion que je conservai en entier, jusqu'à l'époque où j'eus connaissance du fait analogue arrivé à M. Dupuytren. »

Le cinquième fait de la deuxième catégorie m'a été rapporté par M. Duportail, médecin à Paris.

Extirpation d'une tumeur située dans l'aisselle gauche; mort subite à la fin de l'opération, qu'on attribua à l'entrée de l'air dans les veines. Pas d'autopsie.

« Dupuytren fit en présence de M. Duportail, il y a environ dix-huit ans, l'extirpation d'une tumeur située sous l'aisselle gauche, grosse comme la moitié d'un œuf.

» A la fin de l'opération qui avait lieu sur une femme de trente-sept à trente-huit ans, la malade dit qu'elle se trouvait mal; elle s'étendit, tourna les yeux, devint pâle et mourut dans quelques instans.

» On crut que c'était un spasme; mais Dupuytren réfléchit longtemps, en portant la main à son front, et dit, avant de sortir, qu'il pensait que cette mort devait être attribuée à l'introduction de l'air dans les veines, quoique personne n'eût entendu le bruit. »

Le sixième fait de la deuxième catégorie m'a été rapporté par un célèbre chirurgien, étranger, que j'aime et que j'estime et auquel je racontai mes expériences sur le danger de l'introduction de l'air dans le cœur.

Saignée de la jugulaire; introduction d'une sonde vers le cœur; mort subite.

« Ayant inutilement cherché à retirer du sang des veines des membres sur un individu violemment pris par le choléra, ce chirurgien ouvrit la veine jugulaire sans plus de succès; alors, il imagina d'introduire une sonde par l'ouverture faite à la veine du cou. A peine la sonde avait pénétré vers le cœur, le malade poussa un petit cri et mourut. Le chirurgien attribua la mort instantanée à l'introduction de l'air dans le cœur. »

Voilà un fait très concluant et qui prouve mieux que tout ce que je pourrais dire, le danger de l'introduction de l'air dans le cœur chez l'homme.

Certes, si le chirurgien qui m'a communiqué ce fait avec une grande franchise eût été convaincu d'un pareil danger, il n'aurait pas tenté d'aller chercher du sang dans le cœur, ou du moins, il l'aurait fait avec beaucoup plus de précautions.

RÉFLEXIONS SUR LES FAITS DE LA DEUXIÈME CATÉGORIE.

Pour les esprits dégagés de toute prévention, les faits de la seconde catégorie, auxquels il ne manque que l'ouverture de corps pour être aussi probans que ceux de la première, viennent encore fortifier notre opinion et éclairer la question que nous cherchons à résoudre. Quoiqu'on n'ait pas la preuve matérielle que c'est la présence de l'air dans les cavités droites du cœur qui a été la cause véritable de l'accident, le bruit particulier, les symptômes et le genre de mort, ne peuvent laisser de doute sur la réalité du phénomène dans le plus grand nombre des cas.

Ainsi nous pouvons dès à présent établir, d'après les expériences sur les animaux et les faits les plus concluans observés sur l'homme, que *l'air, en s'introduisant spontanément par une veine blessée pendant une opération chirurgicale, peut causer la mort* SUBITEMENT, comme on le voit par les observations numéros 2, 3, 4, 6, 8, 9 et 11 de la première catégorie, et 3, 4, 5 et 6 de la deuxième catégorie.

TROISIÈME CATÉGORIE.

FAITS DE GUÉRISON SUR L'HOMME ET SUR LES ANIMAUX.

La troisième catégorie de faits observés sur l'homme et sur les animaux renferme les cas de guérison après l'introduction bien constatée de l'air dans les veines, pendant une opération chirurgicale.

Ces faits sont au nombre de quatorze.

LE PREMIER FAIT de la troisième catégorie, le plus remarquable sous tous les rapports, est celui de M. JOHN WARREN. Il est inséré dans la *Gazette Médicale*, 1833, n. 35.

Extirpation d'une tumeur cancéreuse occupant le côté droit de la face et du cou ; au commencement de l'opération, entrée de l'air avec bruit par l'ouverture d'une petite veine de communication entre la jugulaire externe et la jugulaire interne; symptômes graves dissipés par l'ouverture de l'artère temporale ; sept jours après, on termina l'opération pendant laquelle le malade eut une syncope qui fut bien différente de celle qu'il éprouva lors de l'accident de l'introduction de l'air.

« M. William Burill, de Salem, âgé de soixante ans, fut admis à l'hôpital général de Massachusets, le 16 octobre 1830, pour une affection cancéreuse occupant le côté gauche de la face et du cou; elle avait de trois à quatre pouces de diamètre, ulcérée au centre, dure sur ses bords, de couleur rouge livide, fort douloureuse, et ayant déjà exercé, sur la santé générale, une fâcheuse influence; la glande parotide, la sous-maxillaire, la sous-linguale et tous les tissus ambians, à l'exception de l'os, étaient envahis; on crut même, au premier abord, que l'os maxillaire inférieur participait à la maladie; le contraire fut démontré plus tard. Dans un tel état de choses, je sentais qu'il y avait bien peu d'espoir d'extirper la maladie, et je n'aurais pas tenté l'opération, si le malade ne l'avait pas sollicitée lui-même.

» Considérant que l'étendue du mal exposerait à léser des vaisseaux importans, savoir : les artères faciale et sublinguale, probablement aussi la temporale, et même la carotide externe, je pensai qu'il convenait, avant tout, de s'assurer du tronc de la carotide. Une incision fut donc commencée au niveau du cartilage thyroïde et portée à deux pouces plus bas. Le muscle peaucier fut divisé et le bord du sterno-mastoïdien mis à découvert et disséqué. Jusque-là, il n'était sorti que quelques gouttes de sang; j'étais arrivé sur la gaîne des gros vaisseaux, lorsqu'une petite quantité de sang veineux se répandit sous le bistouri et fit obstacle à l'opération. Au même instant, on entendit un *bruit fort distinct, semblable au bruit que font des bulles d'air qui traversent l'eau.* Nous aperçûmes quelques bulles dans ce sang veineux, dont on arrêta l'écoulement aussitôt, en appliquant le doigt sur la plaie, et le malade s'écria : *je me trouve mal!* En le regardant, je lui trouvai la face non point pâle, mais livide et presque noire, et les muscles agités par des mouvemens convulsifs. La respiration était profonde, laborieuse et stertoreuse, comme dans l'apoplexie.

Confiant la compression de la veine au docteur Hayward qui m'assistait, j'examinai le pouls au poignet, et le trouvai distinct, mais très lent. La plaie ne saignait point et le malade n'avait perdu que peu de sang. En conséquence, j'ouvris sans hésiter l'artère temporale, d'où le sang jaillit avec une grande facilité. A mesure qu'il coulait, la respiration devenait plus fréquente et moins laborieuse, et le pouls au poignet plus naturel. La couleur plombée des joues s'effaçait et prenait une teinte plus vive ; les symptômes alarmans s'étaient évidemment améliorés. 30 minutes s'étant écoulées durant ces changemens, je jugeai qu'il serait convenable de reporter le malade à son lit ; il y demeura deux heures, dans un état d'insensibilité. Au bout de ce temps, il revint à lui, comme d'un profond sommeil, conservant toutefois la respiration apoplectique. La nuit se passa sans accident. Le lendemain matin, il était revenu à son état de santé ordinaire, à l'exception d'une douleur modérée à la poitrine et à la tête.

» Sept jours après l'accident que je viens de décrire, je procédai à l'opération, sans lier l'artère carotide. Les parties malades furent renfermées dans une incision elliptique qui, s'étendant du lobule de l'oreille à la partie supérieure du cou, comprenait les glandes sous-maxillaire, linguale et parotide, qui toutes étaient affectées et désorganisées ; l'os maxillaire inférieur était sain. L'hémorrhagie fut abondante, mais elle s'arrêta bientôt ; il ne resta qu'une grosse veine profondément cachée sous la mâchoire, et par sa position échappant à la ligature qui continua de donner du sang ; on la comprima à l'aide d'une éponge. Pendant l'opération, le docteur Hayward eut soin de comprimer les veines situées au-dessous de la plaie. Le malade éprouva une légère défaillance qui se dissipa promptement; aucun symptôme fâcheux ne suivit, et le 10 décembre la plaie était presque guérie; il demanda sa sortie qui lui fut accordée.

» Dans les réflexions qui suivent, M. Warren dit: « La veine ouverte était une petite branche de communication entre la jugulaire médiane externe et la jugulaire interne, du moins j'ai tout lieu de le présumer, le peu d'étendue de l'incision n'ayant pas permis d'en acquérir la complète certitude. Cette petite veine, disposée transversalement et tendue par ses deux terminaisons, se trouvait, par là même, dans une position favorable à l'entrée de l'air lors, de l'aspiration de l'oreillette. »

Le deuxième fait de la troisième catégorie est de M. Clémot. Il a été inséré dans la *Lancette Française*, 1830, tom. IV. n. 24.

Extirpation d'une tumeur de l'aisselle; pendant l'opération, bruit de soufflet ou d'aspiration; syncope; ligature de la veine par laquelle l'air avait pénétré avec bruit; guérison.

Ce fait est rapporté de la manière suivante:

« Dans la dissection d'une tumeur de l'aisselle, on entendit tout-à-coup un bruit remarquable de soufflet ou d'aspiration. Les assistans crurent que M. Clémot avait *ouvert la poitrine*. Le malade se plaignit vivement et tomba en syncope. Effrayés de l'accident, les assistans se retirèrent, et laissèrent M. Clémot seul auprès de l'operé qui revint à lui au bout de quelques temps. M. Clémot lia la veine par laquelle l'air avait pénétré. »

Le troisième fait de la troisième catégorie est encore de M. Clémot. Il a été inséré dans la *Lancette Française*, 1830, tom. IV, pag. 24.

Ligature de l'artère sous-clavière ; entrée de l'air avec bruit par une petite veine ouverte; on a bouché l'ouverture avec le doigt; puis on a fait la ligature de cette petite veine; guérison.

Ce fait est rapporté de la manière suivante :

« Dans la ligature de la sous-clavière, après l'ouverture d'une petite veine, *un bruit d'aspiration* assez faible, mais distinct, se fit entendre. M. Clémot *mit le doigt sur la veine, le bruit cessa* ; il ôta le doigt; nouvelle aspiration et nouveau bruit qu'il fit ainsi cesser et reproduisit plusieurs fois sans danger, la veine étant d'un très petit volume. La ligature en fut faite et aucun accident ne survint. »

Le quatrième fait de la troisième catégorie est de M. Mott. Il a été inséré dans la *Gazette Médicale*, 1831, n. 42.

Extirpation d'une glande parotide squirrheuse; ouverture de la veine faciale au commencement de l'opération, entrée de l'air avec bruit. Symptômes graves; convulsions. Guérison.

« Dans une opération que je pratiquais, dit M. Mott, pour l'extirpation d'une glande parotide squirrheuse, j'ouvris la veine faciale, au point de son trajet où elle passe sur la base de la mâchoire inférieure, dès le commencement de l'opération, avant même qu'aucune artère eût été liée, et lorsque je disséquais la peau, pour la séparer de la tumeur. A l'instant même où ce vaisseau fut ouvert, l'attention de toutes les personnes présentes fut frappée *d'un bruit de gargouillement*, semblable à celui produit par *l'air, traversant une petite ouverture*.

» En même temps la respiration du malade devint difficile et laborieuse; le cœur battait violemment et avec des irrégularités ;

ses traits étaient contournés, et il lui survint aussitôt, par tout le corps, des convulsions si considérables, qu'il fut impossible de le maintenir sur la table. Il resta dans cet état, sur le plancher, pendant environ une demi-heure, dans le plus grand danger. Cependant les convulsions cessèrent graduellement; la bouche resta déviée, et il en résulta une hémiplégie complète. Il s'écoula une heure et plus avant qu'il pût articuler, et un jour entier avant qu'il eût recouvré l'usage du bras et de la jambe. La conviction où furent tous les assistans, que tous ces effets dépendaient de l'admission de l'air dans les vaisseaux sanguins, me rappela à l'instant même, une série d'expériences que j'avais faites au moins vingt ans auparavant sur des chiens, dans lesquelles je faisais arriver de l'air dans la circulation en faisant pénétrer l'extrémité d'un soufflet dans une grosse veine superficielle de la cuisse, et je fus fortement frappé de l'identité des résultats. »

M. Valentine Mott qui a observé, depuis, plusieurs faits de mort subite par l'introduction accidentelle de l'air dans les veines, m'a écrit la lettre suivante :

Monsieur,

« Je suis charmé, dans l'intérêt de la science, que vous soyez occupé, comme je l'ai appris par les journaux, à des recherches sur un sujet aussi curieux et aussi important, que l'introduction de l'air dans le cœur, par la circulation veineuse. Je suis, pour ma part, depuis longtemps convaincu de la vérité du fait, comme de la mort presque instantanée qu'il produit dans certaines opérations chirurgicales. Deux fois, nous avons vu expirer les malades sur la table de l'amphithéâtre, et un troisième sujet survécut environ deux heures à l'opération.

» J'appelai l'attention sur ce sujet intéressant, par quelques expériences que je fis sur des chiens, il y a plus de trente ans. Un chalumeau introduit dans la veine fémorale superficielle, j'insufflai, dans le sens de la circulation, de une à trois ou quatre bouchées d'air. L'effet fut instantané dès la première bouchée, et le degré de souffrance de l'animal en proportion de la quantité d'air qui, du reste, ne fut jamais suffisante pour tuer les chiens.

» Ouvrant immédiatement la poitrine de l'animal, encore sous l'influence de l'insufflation, j'ai pu voir l'air et à l'état libre et mêlé dans le ventricule droit du cœur au sang qu'il rendait très écumeux.

» Comme il n'est pas probable qu'un animal puisse vivre longtemps avec l'air libre dans les vaisseaux ou mêlé à son sang, il doit y avoir quelque puissance (probablement mise en jeu dans son passage à travers le poumon) qui combine l'air au sang et lui fait perdre sa forme gazeuse.

» Je tire cette conclusion, parce que je n'ai jamais trouvé d'air dans l'un ni dans l'autre des états ci-dessus mentionnés, dans l'oreillette ou le ventricule gauche. Il est donc probable, que chez les hommes et les animaux qui ont survécu à son introduction, tout l'air libre et tout l'air mêlé au sang ont été chassés du ventricule droit dans l'artère pulmonaire et les poumons, où leur changement d'état s'est effectué.

» Il y a environ dix ans, je rencontrai, pour la première fois, un cas où l'air pénétra dans les veines pendant une opération (c'est le fait qui précède). Il ne resta pas le moindre doute dans mon esprit, ni dans celui d'aucun des assistans, sur la cause des accidens effroyables qui se manifestèrent. C'était évidemment l'introduction de l'air. Tous entendirent le bruit particulier de l'air à son entrée dans la veine. C'était exactement le même qu'occasionne son passage à travers un trou dans la vessie qui recouvre le récipient à demi vidé d'une machine pneumatique ; et je vis distinctement, moi-même, une dépression dans les tissus voisins de l'ouverture, dépression causée par la rapidité du passage de l'air et par la pression atmosphérique.

» Les effets furent vraiment affreux. Le patient, doué d'un grand courage et d'une remarquable fermeté, couché tranquillement sur la table, fut saisi de convulsions quelques secondes après que nous eûmes entendu ce bruit et s'élança à terre, avec des mouvemens que je ne saurais comparer qu'aux contorsions brusques d'un poisson, et telle fut leur rapidité, qu'il échappa aux mains de plusieurs aides, debout près de la table.

» Jamais je ne vis de spasme aussi soudain, de convulsions aussi violentes. Il se roula à terre, 10 ou 15 minutes, sous l'empire de ces horribles contorsions que rien ne pouvait maîtriser. Cependant, elles diminuèrent d'intensité, l'écume coula de la bouche tirée à droite, et je m'aperçus aussitôt que le bras et la jambe gauche étaient paralysés. On le coucha. De quelques heures, il ne put parler, et il fallut plusieurs jours pour dissiper son hémiplégie.

» Tous ces symptômes avaient été produits par la lésion de la veine faciale, au point où elle croise la base de la mâchoire, dans une opération dont le but était d'enlever la glande parotide dégénérée. La veine fut ouverte au commencement de l'opération, lorsqu'on écartait la peau et l'aponévrose de la face antérieure du kyste, avant qu'il eût été nécessaire de lier une seule artère. La veine me parut ramper plus près que de coutume de l'angle de la mâchoire.

» Pour donner plus de lumière à l'opérateur, la tête du malade avait été dirigée de telle façon, que la veine dut nécessairement être tendue, et l'ouverture du vaisseau étant presque transversale, cette tension favorisa singulièrement l'entrée de l'air. Pour moi, je crois que si une veine coupée n'est pas placée dans des circonstances à peu près analogues, il n'entrera pas d'air dans sa cavité.

» Le malade couché, la plaie fut réunie par des bandelettes agglutinatives et se cicatrisa par première intention. Peu après il retourna chez lui, à peu près quatre cent milles de distance (cent soixante-dix lieues), refusant, après ce qui lui était arrivé, de se soumettre aux chances d'une nouvelle opération pour le délivrer de sa tumeur.

» Au bout de huit mois, il revint me voir avec un carcinôme considérable et ulcéré, et il mourut moins d'un an après la première tentative d'excision de la masse. C'était, au reste, un sujet fort, d'une bonne constitution, âgé de vingt-cinq à trente ans ; il ne savait à quelle cause attribuer le développement de sa maladie.

» Trois cas de mort, par l'introdution de l'air dans les veines ouvertes, se sont présentés à mes confrères en Amérique. Deux malades moururent sur la table d'opération, et le troisième, peu de temps après qu'on eut achevé la sienne. Dans cette dernière circonstance, la veine axillaire fut ouverte pendant l'enlèvement de ganglions dégénérés et squirrheux, le bras levé, ce qui tendait toutes les parties. Dans les deux premiers cas, il s'agissait de tumeurs du cou. Je fus témoin de l'un d'eux ; les accidens naquirent de l'ouverture d'une des veines thyroïdiennes inférieures, considérablement dilatée. J'aidais l'opérateur. La malade était une dame, qui mourut sans un seul effort, au moment de l'ouverture de la veine. J'y appliquai un morceau de charpie, et mon doigt étant encore appliqué sur le trou, elle expira.

» Agréez, etc.

» Signé V. MOTT. »

Décembre 1837.

Le cinquième fait de la troisième catégorie est de M. Delaporte, médecin de l'hospice de Vimoutiers. L'observation de ce fait a été adressée à l'Académie royale de médecine, et M. Larrey a fait un rapport, lu dans la séance du 2 janvier 1837.

Extirpation d'une tumeur occupant la partie supérieure et latérale droite du cou; à la fin de l'opération, entrée de l'air par une veine coupée; sifflement à l'ouverture de la veine et gargouillement dans la poitrine. Symptômes graves. Guérison.

« Dans les premiers jours de juillet, une femme de la campagne, âgée de soixante-trois ans, vint me consulter pour savoir s'il y avait possibilité de lui enlever une tumeur qu'elle portait à la partie supérieure latérale droite du cou. Je commençai par m'informer de l'état antérieur de la consultante, et je n'appris rien qui parût motiver une contr'indication à l'opération. En outre, cette femme disait que sa tumeur, après être restée stationnaire dix années, s'était accrue lentement, de manière à atteindre presque la grosseur d'une orange, et qu'elle en souffrait surtout depuis deux ans, ce qui l'avait décidée à chercher quelqu'un qui voulût l'en débarrasser. Dès lors, j'examinai la tumeur de forme à peu près ronde, mobile, sans changement de couleur à la peau, paraissant, en un mot, de même nature que les tumeurs enkystées; du moins, en la saisissant avec la main, je pus me convaincre de son insensibilité et de son isolement. Or, l'extirpation de cette production organique me sembla praticable, tant à cause de la bonne condition morale dans laquelle la malade se trouvait, que parce que je ne croyais pas qu'il m'arriverait un contretemps pareil à celui qui est l'objet de ce mémoire. Cependant, je connaissais les principaux faits relatifs à l'histoire de l'introduction accidentelle de l'air dans les veines; ce qui serait prouvé, au besoin, par le témoignagne des confrères qui m'ont prêté l'appui de leur zèle et de leur talent dans cette pénible circonstance; mais une volonté ferme, exprimée par la malade qui était en proie à l'idée d'un cancer, me fit accepter la responsabilité de l'opération.

» Enfin, après avoir ajourné celle-ci à quinze jours, pour donner le temps de la réflexion à la malade et à ses parens, auxquels je ne laissai pas ignorer que l'opération chirurgicale la mieux dirigée n'est pas toujours exempte de danger (cette conduite était encore nécessaire dans la prévision d'une mauvaise confraternité, si fréquente parmi les gens de l'art), je me rendis, avec le docteur Périca, médecin à Caen, le mardi, 26 juillet, auprès de la patiente, qui fut placée sur une chaise au grand jour, et tenue par des aides, de peur qu'elle ne fît quelques mouvemens insolites. Alors je pratiquai une incision parallèle au bord de la mâchoire qui divisa les tégumens dans toute l'étendue de la tumeur (la laxité de la peau rendit l'incision composée inutile), puis je la disséquai avec beaucoup de ménagement; mais, arrivant aux dernières adhérences qu'elle avait contractées du côté de la région parotidienne, *un bruit de sifflement* se fit entendre à tousles assistans *avec un gargouillement dans la poitrine*, et la malade s'écria : « Ah! j'ai le sifflet » coupé, je suis perdue. » Aussitôt, cette malheureuse éprouve quelques accidens nerveux, perd connaissance, et ne donne aucun signe de sensibilité comme à la suite d'une violente attaque d'apoplexie. Sans exagération, les phénomènes observés furent ceux d'une affreuse agonie; aussi je fus fort ému de cette scène douloureuse et déchirante. Néanmoins, je ne me déconcertai pas au point de négliger les choses utiles, et à l'aide des divers moyens usités en pareil cas (de l'éther dont j'étais pourvu fut également administré) la connaissance, ou plutôt le sentiment revint, et l'on vit, sinon quelque espoir de salut, du moins la possibilité de terminer l'opération. Pendant tout ce temps, c'est-à-dire quatre heures après, arriva un second confrère (M. Cochain) qui, ayant plus de sang froid que le premier, me seconda activement lorsqu'il fallut, après l'ablation de la tumeur, arrêter le sang veineux qui s'échappait en nappe du fond de la plaie, car il devint urgent d'employer une compression manuelle assez longtemps. Dès lors, je commençai à reprendre haleine, et le reste de la journée se passa mieux que je ne m'y attendais.

» L'opérée n'a conservé aucun souvenir de tout ce qui s'est passé autour d'elle, depuis le commencement où elle tomba en syncope, jusqu'à 7 ou 8 heures du soir; toutefois, durant le deuxième temps de l'opération, elle poussa trois ou quatre gémissemens plaintifs, comme si elle eût eu du sentiment, sans avoir la conscience de son existence.

» Dans la crainte du retour de l'hémorrhagie, je ne quittai la malade que le lendemain matin, et j'eus la satisfaction de lui entendre dire qu'elle avait dormi paisiblement; du reste, sa parole et encore plus sa déglutition étaient gênées.

» Les autres symptômes qu'elle présenta sont les suivans: pâleur de la face et faiblesse du pouls; déviation de la bouche à gauche, sans que la langue y participât; fourmillement, engourdissement même dans les deux mains, ainsi qu'à la poitrine au-dessous de l'aisselle gauche.

» Comme la malade n'avait ni céphalalgie ni fièvre, que ses forces étaient épuisées et qu'elle sentait le besoin de prendre un peu de nourriture, je lui permis du bon bouillon. Le 28, qui était le surlendemain de l'opération, je revis cette femme, dont la position augmenta mes espérances, quoiqu'elle n'eût pas recouvré la faculté de mouvoir les doigts et qu'elle éprouvât toujours de la difficulté à nommer des choses ou des personnes qu'elle connaissait pourtant bien. Alimentation plus forte. Lavemens de son et de mauve. Le 29, je levai le premier appareil, en présence des confrères qui m'avaient assisté le jour de l'opération. La suppuration était commencée et provenait d'une plaie grisâtre, que je pansai régulièrement chaque jour avec l'onguent digestif simple, jusqu'au 10 août que je cessai mes visites et recommandai des pansemens simples, aidés d'une compression convenable, puisque la cicatrisation marchait rapidement. Comme moi, ces messieurs médecins purent juger des conséquences de cette opération, et notre opinion fut unanime, pour attribuer à une congestion sanguine du cerveau la perte de la mémoire, et les autres phénomènes qui sont apparus à la suite du long évanouissement dans lequel est restée notre malade; au surplus, l'amélioration a continué. La preuve, c'est que la malade vint me voir le 21 du même mois, pour me témoigner elle-même sa reconnaissance, en me disant, néanmoins, qu'il manquait à son bonheur de pouvoir s'habiller seule. « *Je mange et dors bien,* ajouta-t-elle, *mais l'engourdissement que je sens encore au bout des doigts de la main gauche m'empêche de nouer les cordons de mes vêtemens.* » La même incommodité existe aux environs de la cicatrice, et nul doute qu'elle ne soit dépendante de la lésion de quelques filets nerveux. Cette lésion traumatique, n'est-elle pas aussi cause que la torsion de la bouche a persisté?

» En définitive, nous avons publié ce fait à dessein, pour prouver qu'il convient d'éviter, dans la pratique chirurgicale, toutes les opérations qui peuvent avoir une issue funeste, quand, surtout, elles ne sont pas commandées par la spécialité des cas pathologiques. Ce principe est d'autant mieux fondé, qu'il arrive quelquefois que la vie se trouve compromise à la suite de la moindre opération: mais, pourtant, le praticien ne doit pas trop s'effrayer de ces événemens, qui sont en dehors des faits les plus ordinaires; car la science et l'humanité s'en trouveraient très mal. Ainsi, par exemple, il existe des observations qui prouvent que, dans certaines opérations graves, la douleur peut être assez forte pour faire périr les malades. D'autre part, une hémorrhagie, due à la position anormale des vaisseaux, peut encore déterminer la mort pendant la durée de l'opération ; et parce que tout cela est dans les choses possibles, il faudrait rester inactif! certainement non. Il est d'expérience, que la pratique timide de quelques médecins ou chirurgiens est presque aussi dangereuse que la témérité de quelques autres.

» Maintenant, quel jugement portera-t-on contre moi qui ai bravé les dangers de l'introduction de l'air dans les voies circulatoires, en opérant une tumeur placée dans le voisinage du cœur et du cerveau ? Pour justifier ma conduite, je dirai, que si j'avais su ne pas pouvoir éviter cette catastrophe, j'aurais résisté aux sollicitations pressantes de la malade. J'ai donc agi dans le but d'effectuer une double action, qui fût avantageuse à la malade et non nuisible à ma réputation. Ensuite, ne devais-je pas tenir compte de la possibilité d'une dégénérescence cancéreuse ? L'examen de la tumeur que j'ai mise dans l'alcool, et dont l'envoi accompagnera cet historique, confirmera ou infirmera mon assertion. Je terminerai ce mémoire par l'indication des sources où j'ai puisé les documens relatifs à la présence de l'air dans les veines, comme complication des opérations.

» Cet accident est plus commun dans la médecine vétérinaire. En effet, tous les vétérinaires instruits conviennent, devant des juges compétens, que la saignée de la jugulaire a été souvent mortelle chez les chevaux, sans que le public se soit douté de la véritable cause de la mort. Ils se tirent d'affaire par un subterfuge, sachant bien que la franchise ne fait pas fortune auprès du monde. Nous autres, médecins, nous ne sommes pas à l'abri de la critique, lorsque nous avons le malheur d'éprouver des revers. Pauvre espèce humaine! que tu es injuste!

» On peut dire qu'il n'était rien paru de solide sur ce point de pathologie avant la publication du mémoire du docteur Forget, alors rédacteur des *Transactions médicales* (tom. x, pag. 75). Cet honorable confrère, après avoir signalé le développement spontané des gaz dans plusieurs parties de l'économie animale, et établi, par la voie de l'expérimentation, les accidens occasionnés par l'introduction artificielle de l'air dans les vaisseaux, ajoute: « On avait bien vu des morts subites » frapper de consternation les opérateurs stupéfaits; mais on » accusait la douleur, la terreur, l'hémorrhagie, la syncope, » et les chirurgiens faisaient tous leurs efforts pour ensevelir » dans l'oubli des catastrophes dont leur réputation eût pu » souffrir; mais, en 1821, un fait exploité par un habile phy- » siologiste mit sur la voie de la vérité. » Suit l'observation qui offre de l'analogie avec les faits qui se sont passés en novembre 1822 à l'Hôtel-Dieu de Paris, puis à celui de Montpellier en 1823.

» Dupuytren et Delpech ne sont pas les seuls chirurgiens célèbres qui aient eu chacun, dans ces circonstances malheureuses, l'occasion de s'assurer des résultats terribles dont il s'agit. Ils ont été aussi constatés par des praticiens étrangers, parmi lesquels figurent les docteurs Graëfe, Warren, etc., puis par M. Clémot en 1830 (1), et Roux; le premier fait en sep-

(1) Ce chirurgien en chef de la marine de Rochefort, au rapport de M. Forget, dans son mémoire loco citato, assistait un jour à une leçon clinique de M. Dupuytren, et là, devant un nombreux auditoire, il rapporta plusieurs observations tendant à prouver combien peut être dangereuse l'ouverture des veines dans les opérations faites ailleurs que sur le cou.

tembre 1832 et le deuxième au mois d'avril dernier, ainsi qu'il résulte du compte rendu de la clinique de ce professeur, publié dans le numéro de septembre du journal des *Connaissances médico-chirurgicales*.

» On trouve deux exemples semblables dans le 2e tome des *Transactions médicales*, puis dans le tome 2e du journal des *Connaissances médicales pratiques* qui ont été empruntés à un journal américain ; mais c'est la *Gazette Médicale* qui paraît avoir produit le plus d'articles sur les effets de l'introduction de l'air dans les veines. Enfin, dans la séance du 6 septembre de l'Académie de médecine, M. Lafargue a fait une communication, indiquant les moyens de prévenir des événemens pareils pendant les opérations chirurgicales qui se pratiquent au cou. Il est à souhaiter que le public médical connaisse au plus tôt ce travail, que l'Académie a soumis aux lumières d'un de ses membres, M. Hervez de Chegoin. »

Le sixième fait de la troisième catégorie est de M. Malgaigne ; il a été publié dans la *Gazette médicale* de 1836, page 166.

Extirpation d'une tumeur cancéreuse de la mâchoire ; introduction d'air par la veine jugulaire ; état satisfaisant durant trois jours ; mort au quatrième jour par accumulation d'écume dans les bronches.

Sur un charretier, âgé de cinquante-sept ans, M. Malgaigne pratiqua l'extirpation d'une énorme tumeur cancéreuse de la base de la mâchoire ; pendant la dissection qui fut assez pénible, une veine fut blessée et l'introduction de l'air eut lieu. Voici comment s'exprime M. Malgaigne :

« La dissection à gauche ne fut pas moins pénible ; un ganglion squirrheux recouvrait la *jugulaire externe ;* malgré tous mes soins, un coup de bistouri ouvrit *cette veine*, et le redoutable *gargouillement* qui annonce l'entrée de l'air fut distinctement entendu par tous les assistans. Je me hâtai de pincer le vaisseau entre deux doigts, et sur ses deux bouts je fis appliquer des ligatures. Aucun effet ne résulta de cet accident, et le malade fut probablement le seul qui n'en eût point été alarmé. »

Le malade est mort, le quatrième jour, par accumulation d'écume dans les bronches. On n'a pas constaté la présence de l'air dans les vaisseaux, c'est la raison pour laquelle nous avons classé ce fait dans la troisième catégorie. Si on eût trouvé de l'air dans les vaisseaux, on aurait pu attribuer la mort à l'influence de l'air sur un malade dont l'opération avait duré plus de 2 heures, et alors nous aurions classé cette observation dans la première catégorie, comme nous l'avons fait pour celle de M. Roux.

Le septième fait de la troisième catégorie est de M. Rigaud; il a été publié dans sa thèse intitulée : *Quelques faits de pratique chirurgicale.* Paris, 1836, page 166.

Anévrisme de l'artère axillaire; ligature de la sous-clavière au-dessus de la clavicule; ouverture d'une veine, probablement de la jugulaire externe; introduction, avec bruit, de quelques bulles d'air; mort six semaines après l'opération; pas d'autopsie.

Sur un homme âgé de trente-un ans, de bonne constitution, affecté d'un anévrisme de l'artère axillaire, qui pendant longtemps fut méconnu, M. Rigaud fit la ligature de l'artère sous-clavière au-dessus de la clavicule.

Après avoir établi le diagnostic différentiel, voici comme il s'exprime en décrivant l'opération : « Je pratiquai une incision longitudinale sur le côté du cou, parallèle au muscle scalène antérieur, et un peu en dehors, suivant le procédé du professeur Dupuytren. Elle descendait jusqu'à la clavicule et avait deux pouces de longueur; je parvins, en divisant le tissu cellulaire jusqu'aux muscles scalènes, au plexus brachial, précisément entre ces deux organes; deux petites artères furent seules divisées, et deux ligatures aussitôt placées sur elles. La plaie était parfaitement dépourvue de sang; mais le plexus brachial était fortement accolé au muscle scalène; le doigt parvenait avec assez de peine jusqu'à la première côte, qui était profondément située, à cause du soulèvement de la clavicule par la tumeur. Je cherchai vainement à sentir la saillie du tubercule osseux, indiqué par M. Lisfranc; je ne sentis point non plus les pulsations de l'artère. En écartant d'un côté le plexus brachial, de l'autre le scalène, mon œil plongeait jusqu'au fond de la plaie, aucune goutte de sang ne la baignait et je n'aperçus rien qui pût être regardé comme étant le vaisseau. L'incision extérieure me parut trop petite à cause de sa profondeur. Je n'hésitai pas à me mettre à mon aise, en faisant à l'angle inférieur de la plaie une incision transversale parallèle à la clavicule, suivant le procédé de M. Lisfranc; j'eus ainsi une incision en T renversé, telle que M. Marjolin l'a indiquée, ce que j'ignorais alors. Dans ce temps de l'opération, une veine fut divisée, je pense que c'était *la veine jugulaire externe;* elle fournissait une assez grande quantité de sang. J'entendis alors un *bruit d'aspiration* de l'air *par trois fois différentes.* Les personnes présentes l'entendirent comme moi. *J'ai vu même, à l'extrémité du bord inférieur du vaisseau, le liquide soulevé, déplacé par l'air.* Je me rappelai les accidens arrivés entre les mains de MM. Dupuytren et Delpech. Je pinçai sur-le-champ et à la fois les deux bouts du vaisseau avec deux pinces à disséquer, et des ligatures furent placées dessus. Je regardai le malade. Je le croyais mort, puisque de l'air avait été absorbé par une veine que je croyais être la jugulaire externe, et sans doute était arrivé jusque dans le cœur. Je l'avais appris ainsi, depuis la fameuse observation de Dupuytren. Je lui parlai ; il me répondit avec sa voix ordinaire. Je procédai à la recherche de l'artère sous-clavière, etc. » M. Rigaud continua l'opération, qui ne présenta rien autre chose de particulier. Aucun accident ne survint jusqu'à la fin de décembre. Le malade mourut le 5 janvier 1836, six semaines après l'opération.

« L'autopsie, continue M. Rigaud, aurait pu démontrer la nature de la tumeur ; mais c'était inutile ; elle nous aurait montré le travail de la nature pour l'oblitération du vaisseau ; c'eût été un fait de plus dans la science, d'autant mieux que c'eût été, je crois, le seul de son espèce sous le rapport du vaisseau oblitéré ; enfin nous aurions vu quelle veine superficielle du cou avait été ouverte, sans que la mort eût été la suite de l'introduction de l'air dans sa cavité. Pour moi, c'est la jugulaire externe, ou l'une des deux branches qui la remplacent assez souvent ; car c'était sa direction, son calibre, sa situation, etc. C'est surtout sous ce rapport que nous devons regretter que, malgré tous mes efforts, il m'ait été impossible d'obtenir la facilité de faire l'autopsie. »

De ce fait M. Rigaud a conclu : « Que l'absorption de quelques bulles d'air, par l'une des principales veines superficielles du cou, n'est pas nécessairement mortelle. »

Le huitième fait de la troisième catégorie est de M. Bégin ; il a été inséré dans la *Presse médicale*, 22 juillet 1837, n° 58.

Extirpation d'une tumeur cancéreuse occupant le côté droit du cou ; entrée de l'air avec bruit, par une ouverture faite à la veine jugulaire interne ; accidens graves ; compression de la veine ; guérison.

Ce fait est relatif à un individu auquel M. Bégin a enlevé

une tumeur cancéreuse au côté droit du col. Voici ce qu'on rapporte :

« M. Bégin, en cherchant à séparer la tumeur des parties profondes auxquelles elle adhérait, divisa, dans un mouvement inconsidéré du malade, la *veine jugulaire interne*; un flot de sang s'en échappa aussitôt, et aussitôt on entendit cette espèce de *glouglou* qu'il est, selon nous, toujours facile de reconnaître, et qui a été signalé comme l'indice de la pénétration de l'air dans les veines : grand fut notre effroi et celui des assistans; le malade *seul, ignorant le danger, continua à parler;* une compression fut exercée au même instant et l'opération continuée; celle-ci une fois terminée, on substitua à la compression que jusque-là nous avions pratiquée avec nos doigts, une compression méthodique, et la guérison, malgré la division d'un vaisseau aussi important, ne fut traversée par aucun accident et eut lieu assez promptement. »

La neuvième observation de la troisième catégorie est celle que j'ai communiquée à l'Académie, le 4 juillet 1837. Elle se trouve consignée dans le procès-verbal de cette séance et dans les journaux de l'époque (*Gaz. Méd.* tom. v, 1837, n. 27, pag. 431).

Extirpation d'une tumeur énorme du sein droit; à la fin de l'opération qui avait duré plus d'une demi-heure, entrée de l'air avec bruit répété par une veine pectorale ouverte au-dessous de la clavicule gauche; symptômes graves; compression de la poitrine; amélioration de l'état de la malade; ligature de la veine; guérison.

Madame Brunet, de Lagny, âgée de quarante-sept ans, d'une forte constitution, jouissant habituellement d'une bonne santé, s'aperçut, il y a environ deux ans, de la présence dans le sein droit d'une petite tumeur dure, douloureuse, développée sans cause appréciable et à laquelle elle n'apporta pas beaucoup d'attention. Il y a à peu près un an, les progrès toujours croissans de cette tumeur et les douleurs lancinantes dont elle était le siége décidèrent madame Brunet à consulter des gens de l'art ; mais tous les traitemens qu'ils conseillèrent furent sans succès. Enfin, elle vint à Paris, et là elle consulta plusieurs chirurgiens dont les avis furent partagés entre la nécessité de l'opération et la temporisation ; ce dernier avis prévalut, et alors la malade se confia aux soins de M. le docteur Canquoin qui parvint, par une compression méthodique, sinon à détruire le mal, au moins à le limiter.

Vers la fin du mois de juin dernier, appelé en consultation par ce médecin, je me prononçai de suite sur l'urgence de l'opération, seule chance de salut. Alors, la tumeur s'étendait de haut en bas de la clavicule droite à la sixième côte et transversalement du milieu du sternum à la partie postérieure de l'aisselle; sa dureté était ligneuse, sa couleur violacée, et la peau qui la recouvrait et qui y adhérait présentait quelques phlyctènes. La malade se rendit à mon avis, et l'opération, qu'on ne pouvait différer plus longtemps sans danger, eut lieu le 1er juillet 1837, en présence de MM. les docteurs Canquoin, Iszenard, Braux et de MM. Tessereau, Forest, Gibon et Le Vaillant.

Je commençai par circonscrire la tumeur par deux incisions semi-lunaires, puis je la disséquai et l'enlevai en masse. Je coupai ensuite, tant avec le bistouri qu'avec les ciseaux courbes, une grande quantité de tissus dégénérés. L'opération durait depuis plus d'une demi-heure, puisqu'il m'avait fallu dénuder presque tout le côté droit de la poitrine, et je poursuivais les restes du mal qui se prolongeaient du côté opposé, lorsque, en coupant en dedans et au-dessous de la clavicule gauche une agglomération de granulations suspectes, *j'entendis un bruit distinct et saccadé d'air qui s'introduit en même temps qu'un liquide par une ouverture étroite* ; je pensai d'abord avoir ouvert la poitrine. Tout-à-coup, la malade, qui avait jusqu'alors supporté l'opération avec un grand courage et qui n'avait pas perdu beaucoup de sang, se plaignit d'un malaise indéfinissable, éprouva un sentiment de suffocation, pâlit *et dit qu'elle allait mourir.*

A peu d'intervalle de ce bruit, perçu aussi par MM. Iszenard, Forest et Le Vaillant, le même phénomène se reproduisit, et alors tous mes doutes étant levés sur l'accident grave et souvent funeste qui venait d'arriver (*introduction de l'air dans les veines*), je m'empressai d'appliquer le doigt sur l'endroit d'où le bruit était parti. Dans cet instant, la malade dit plusieurs fois : « *je m'en vais, je suis sûre que je vais passer* ; » son visage pâle se couvrit d'une sueur froide, ses yeux se tournèrent fortement en haut, et je pensai ainsi que les personnes qui m'assistaient qu'elle allait mourir. Mon angoisse fut grande, comme doivent le concevoir tous les chirurgiens. Convaincu de plus en plus, et par le bruit et par les symptômes, qu'il y avait eu introduction d'air dans le cœur par une veine béante, je fis tous mes efforts pour le chasser en favorisant l'expiration par la compression de la poitrine, en laissant libre l'ouverture de la veine, qui fut ensuite maintenue fermée par la main d'un aide. Peu à peu, la malade se remit, ses angoisses diminuèrent, et j'achevai l'opération en énucléant deux ou trois ganglions volumineux, évidemment dégénérés, qui avoisinaient le plexus brachial et les vaisseaux axillaires. Plusieurs artères furent tordues, et enfin je fis, avec une aiguille courbe et du fil, une ligature médiate sur un bouchon de graisse, autour du point où était la veine qui avait donné accès à l'air. La plaie qui avait la figure d'une grande raquette fut pansée à plat, et la malade, vu la faiblesse où elle se trouvait, fut laissée sur le lit où l'opération avait eu lieu. Son état s'est amélioré de jour en jour, et aujourd'hui (15 août) sa santé est excellente. La cicatrice a diminué la plaie, de ses deux tiers au moins.

Le fait de guérison que je viens de rapporter et qui a donné lieu à la discussion et à ce travail est un des plus circonstanciés.

Immédiatement après la cessation de l'accident, j'ai interrogé la malade sur ce qu'elle avait éprouvé et si c'était une syncope. Elle me répondit que non, qu'elle s'était évanouie plusieurs fois après des saignées, par exemple, et que *dans l'évanouissement le mal venait d'en haut, tandis que dans ce qu'elle venait d'éprouver, le mal venait d'en bas.* Quelques jours après, je l'interrogeai de nouveau; elle me dit qu'elle n'avait pas perdu connaissance, et qu'elle se rappelait très bien ce qui s'était passé; elle me répondit : « C'est au moment où vous ve-
» niez de me couper quelque chose, que j'ai senti tout d'un
» coup que je m'en allais; j'ai éprouvé un grand malaise, j'ai
» senti ma poitrine plus resserrée, une gêne, une angoisse,
» quelque chose enfin qui me suffoquait. » Ces renseignemens bien précis tendent à démontrer la différence qui existe entre une syncope ordinaire et l'espèce de syncope produite par l'introduction de l'air dans le cœur.

Le dixième fait de la troisième catégorie est de M. Mussey, de New-York; il a été publié dans la *Gazette Médicale de Paris*, du 23 juin 1838, n° 25, page 394.

Ablation du bras, de l'omoplate et de la clavicule, par plusieurs opérations successives. Introduction de l'air dans les veines. Guérison.

« Un homme, âgé de 46 ans, avait été opéré et guéri par

M. Mussey, à l'âge de 27 ans, d'une exostose du volume d'un œuf de poule, placée sur le métacarpien du pouce, et d'une autre, moins grosse, au côté externe du métacarpien du petit doigt, toutes deux à la main droite.

» Deux ans après, le malade a éprouvé des douleurs d'apparence rhumatismale dans l'avant-bras correspondant, qui se continuent pendant onze ans et s'étendent au bras. A cette époque, les parties molles de l'épaule se gonflent; une tumeur s'organise dans cette partie et les souffrances deviennent intenses. La désarticulation du bras est jugée indispensable; elle est pratiquée en 1831, treize ans après la première opération. Le malade guérit également. La tumeur était une sorte d'ostéosarcome. En 1836, cinq ans après la dernière opération, repullulation de la tumeur à l'épaule; l'omoplate et la clavicule paraissent impliquées dans la maladie. Nouvelle opération en septembre 1837. La tumeur est énorme; elle a quatorze pouces dans le sens vertical, dix pouces dans l'horizontal. L'opération est pratiquée en présence de plusieurs médecins et d'un grand nombre d'élèves. M. Mussey dissèque les tégumens de la clavicule, désarticule cet os du sternum et le sépare du muscle sous-clavier; un aide comprime l'artère sous-clavière. Ensuite il dissèque rapidement l'omoplate et enlève la totalité de la masse morbide. Il passe ensuite à la ligature de l'artère sous-clavière, puis de la veine du même nom.

» Pendant ce dernier acte, un bruit de *glouglou* léger s'est fait entendre (*slight gurgling noise*), *des bulles d'air sont vues se précipiter dans la veine ;* le malade jette un cri de détresse, ses yeux se tournent et restent fixes, le cou et la face se couvrent de sueur froide, pouls imperceptible, perte de connaissance pendant 8 à 10 minutes. Application d'ammoniaque et de camphre aux narines. La respiration se rétablit et on continue l'opération. On pratique la suture de la plaie et l'on achève le pansement. Guérison.

Le onzième fait de la troisième catégorie est de M. Toulmouche; le résumé de l'observation de ce fait se trouve dans le *Bulletin de l'Académie*, tome 2, p. 146.

Extirpation d'une tumeur cancéreuse du sein; entrée de l'air avec bruit; accidens graves; guérison.

« En opérant une femme d'un cancer au sein, et pendant qu'il engageait sa malade à écarter le bras du tronc, M. Toulmouche a remarqué que l'incision pratiquée par M. Duval fut à l'instant suivie d'un *sifflement* analogue au bruit d'une *respiration bruyante* un peu prolongée. La malade eut une syncope, et les assistans la crurent morte ; mais elle revint bientôt et finit par reprendre tout-à-fait ses sens. »

Le douzième fait de cette catégorie est de M. Mayor, de Lausanne, qui a eu l'obligeance de me le communiquer tout récemment.

Extirpation d'une tumeur volumineuse située à la partie latérale droite du cou, sur une femme âgée de trente-huit ans; entrée de l'air avec bruit par une veine profonde; accidens graves; compression brusque et saccadée de la poitrine; cessation des accidens; guérison.

« Clerc, Jeanne, mariée, âgée de trente-huit ans, d'une très belle santé, s'aperçut, il y a une année, à la partie latérale droite du cou, d'une tumeur comme une noisette, et qui continua, dèslors, à faire de rapides progrès. Il y a trois mois elle devint le siége de douleurs lancinantes, rougit et donna lieu à plusieurs ouvertures, qui fournirent un pus séreux et se couvrirent de végétations fongeuses.

» Le 11 février dernier, cette femme entra à l'hospice Cantonnal pour l'extirpation d'un mal qui prenait chaque jour un plus mauvais caractère. Il s'offrait alors, sous la forme d'une dureté irrégulière, longue de trois pouces sur deux et quart de largeur, et était situé sur le trajet et en arrière du sterno-cléido-mastoïdien, qui, lui-même, était compris dans cette dégénérescence.

» L'opération eut lieu le 14 février 1839, de la manière suivante :

» Une incision, longue de quatre pouces, fut pratiquée le long du bord interne de la tumeur, lequel correspondait au bord interne du sterno-cléido-mastoïdien. Elle s'étendait depuis l'apophyse mastoïde, jusqu'à quinze lignes au-dessus de la clavicule. Une seconde section des tégumens fut dirigée perpendiculairement, derrière et sur la première, et avait environ trois pouces. La dissection des deux lambeaux mit à nu la tumeur, ainsi que le muscle précité, et ne laissa plus aucun doute sur l'étroite connexion qui existait entre les deux, et sur la nécessité de sacrifier toute la partie supérieure du muscle. Mais le tout ensemble avait contracté des adhérences intimes, par sa face postérieure, avec les organes voisins; de sorte que nous dûmes procéder, tout d'abord, à sa séparation d'avec ces derniers, au moyen de la prudente et minuticuse dissection que voici :

» Deux érignes à deux et trois crochets, *fort peu recourbés et très courts*, furent implantés *par moi*, vers les confins de la tumeur et un peu en dedans du sterno-mastoïdien. Je tirai fortement sur ces érignes, comme si j'eusse voulu entraîner le muscle en dehors et le renverser sur lui-même, c'est-à-dire dans le but d'écarter la tumeur des parties voisines, et de tendre vigoureusement les tissus qui l'attachaient aux régions annexées. Le docteur Récordon, qui m'aidait dans cette opération comme il l'avait déjà fait dans un assez grand nombre d'autres, en tout plus ou moins semblables, profitait des fortes tractions que j'exerçais, pour couper les adhérences ainsi tendues, à mesure qu'il pouvait le faire sans aucun danger. Or, il n'hésitait guère à faire agir son instrument, parce qu'il était bien entendu, entre nous, qu'il devait toujours en tourner le tranchant contre la tumeur elle-même, sur laquelle se trouvaient couchées les brides qu'il importait précisément de couper en travers.

» Lorsque, de cette manière, nous crûmes avoir suffisamment séparé ce qui pouvait recouvrir et masquer les gros troncs vasculaires et nerveux, ou leur dangereux voisinage, je coupai le muscle en travers, tout près de son attache supérieure, et j'achevai de le disséquer par derrière, ainsi que les autres tissus anormaux qui composaient l'excroissance; mais au moment où je donnai le dernier coup de couteau, *le bruit* terrible de *ronflement*, qui révèle l'entrée de l'air dans une veine, partit du bout de mon instrument et se fit entendre de tous les assistans. La femme Clerc cessa aussitôt de respirer et de donner le plus léger signe de vie. L'un des assistans a comparé ce bruit au *râle*, un autre à celui que produit *la hanche d'un hautbois*, un troisième à ce qui se passe quand *un entonnoir* finit par se vider dans un tonneau, et nous verrons bientôt que M. le docteur Pellis parle de *glouglou* (portes et fenêtres furent à l'instant ouvertes, pour établir un courant d'air frais, et on lança de l'eau froide sur le visage de l'asphyxiée, comme c'est l'habitude lors d'un profond évanouissement).

» Mais ces faibles secours devaient être sans effet, et nous aurions eu infailliblement une mort subite à déplorer, si, presque aussi rapidement que le bruit sinistre se fit apercevoir, je n'eusse porté le pouce de la main gauche sur l'endroit d'où jaillissait le sang veineux, et si en même temps je n'eusse opéré des *pressions rapides, fortes et saccadées* sur le tiers inférieur du sternum. Aussi à la troisième ou quatrième de ces opérations brusques et si bien de circonstance, l'opérée reprit tout-à-coup la connaissance, ainsi qu'une respiration *toute naturelle*; de sorte qu'elle revint, de la mort à la vie, avec la même rapidité qu'elle était passée de la vie à la mort.

» Je continuai à maintenir la pression avec le pouce, pendant qu'on retranchait ce qui devait paraître suspect, et qu'on arrangeait les lambeaux le mieux qu'on put. Alors je substituai lestement à ce pouce une grosse éponge mouillée que je pressai fortement, et quand je me fus assuré qu'elle arrêtait tout écoulement sanguin, on en garnit les côtés avec du coton cardé, et on fixa le tout avec deux cravates, l'une passant lâchement autour du cou; et l'autre, prenant son point d'appui sous l'aisselle opposée, peut être suffisamment serrée pour exercer une compression convenable. Cet appareil fut maintenu en place pendant trois jours, après lesquels on n'eut besoin que des pansemens ordinaires et simples avec le coton. Rien de particulier n'est venu s'opposer à la guérison, qui est complète aujourd'hui (17 mars 1839).

» La cicatrice de la plaie longitudinale est linéaire; mais l'incision en travers et qui intéressait l'ulcération fongueuse s'est guérie par suppuration, après avoir été cautérisée plusieurs fois et fortement avec le nitrate d'argent.

» Mais revenons un instant sur quelques points de cette opération.

» *Premier point, les crochets de mes érignes.*

» Ils sont longs d'un à deux lignes seulement, et fort ouverts, parce qu'ils sont, dans cet état, plus faciles à diriger, à implanter et à sortir partout, et qu'ils suffisent ordinairement, et parce que leur long développement est loin d'offrir le moindre avantage dans la plupart des opérations, et surtout lorsqu'il s'agit de la dissection délicate de tumeurs profondément situées. Leur embarras est ici manifeste, car ces crochets doivent, en quelque sorte, imiter l'action de nos ongles, et nous n'avons pas besoin, pour nous servir de ceux-ci, de les avoir longs et bien crochus. Au contraire, nous aurions peine à les placer et déplacer lestement et à en tirer alors tout le parti désirable.

» *Deuxième point, conduite des érignes et du bistouri.*

» Dans les dissections plus ou moins dangereuses, la sagesse veut que, pour ne hasarder aucun coup de bistouri, le tranchant de ce dernier soit constamment tourné contre la tumeur même qu'il s'agit d'extirper. Mais, pour cet effet, il est indispensable que cette tumeur *prête bien le flanc*, et ne cesse de se découvrir, à mesure qu'on coupe les tissus qui la lient aux parties voisines. On arrive à ce double but au moyen des érignes judicieusement conduites. Ainsi, dèsque, par ces sections réitérées, la tumeur cède, en se séparant des organes adjacens, l'opérateur retire une des érignes pour la fixer plus avant, afin de renouveler des tractions sur d'autres endroits. L'aide, de son côté, suit ces manœuvres et agit à son tour avec le bistouri, dont il dirige constamment le tranchant sur les érignes et leur convexité. Ces sections doivent donc être envisagées comme simples et faciles, pourvu que leur marche soit bien tracée par les érignes; et voilà pourquoi c'est au *chirurgien en chef* à se charger de la direction de ces dernières.

» Deux de ces instrumens, au moins, doivent être simultanément en action, soit pour s'entr'aider, soit pour se frayer réciproquement leur route, et une troisième ou un *crochet mousse* peuvent également être confiés à l'un des aides. Ainsi, *deux opérateurs*, proprement dits, sont nécessaires, en pareil cas, et ils doivent s'entendre et s'éclairer mutuellement, afin de procéder toujours avec calme et certitude.

» La confiance est entière alors; aussi, le hasard ayant voulu que, dans moins d'une année, j'aie eu à faire six opérations pareilles à celle de la femme Clerc, je n'ai pas *éprouvé le moindre accident*. Il eût même été facile d'éviter celui dont il est ici question, en me rappelant cette règle de prudence, qu'il faut se défier, en face de certains développemens anormaux, de la place qu'occupent et du calibre que peuvent acquérir la plupart des vaisseaux sanguins. Car, en procédant à la dissection à l'aide des érignes, on peut facilement apercevoir et épargner tel filet nerveux, et tels vaisseaux, ou lier au besoin ces derniers, avant de les ouvrir.

» *Troisième point. Section des muscles.*

» Dans l'extirpation des tumeurs volumineuses et profondes de la région latérale du cou, il est assez nécessaire de couper des muscles en travers et de faire entre autres la résection d'une partie du sterno-mastoïdien. Aussi arrive-t-il, dans ce dernier cas, que les deux tendons inférieurs du muscle disparaissent par leur distension complète et qu'on ait peine à les retrouver. Cependant, chose singulière, la tête ne s'incline nullement du côté opposé; elle reste droite et peut être fléchie dans tous les sens, tout comme si le muscle en question était intact. L'angulaire et le splénius, au contraire, sont fortement dessinés et tendus, et les opérés y accusent une douleur particulière et une faiblesse, qui les empêchent de porter facilement la main derrière et sur la tête. Cette sensation douloureuse diminue graduellement; mais la tension ou l'expression des deux tendons claviculaire et sternal ne reparaît plus, et la région inférieure du cou se trouve par là sensiblement déformée

Cette difformité est surtout sensible au compas d'épaisseur; car si on en applique une branche sur l'apophyse épineuse d'une cervicale, l'autre branche présente un écartement d'un pouce et quelques lignes de plus du côté de l'opération, écartement qui provient de la saillie et du soulèvement remarquable du splénius. Le moignon de l'épaule, de ce même côté, est d'ailleurs un peu plus bas et plus en avant que celui du côté opposé (il est entré depuis quelques jours à l'hôpital, et pour un commencement de tumeur blanche au genou, la femme Meyer, qui avait subi, il y a huit mois, une opération semblable à celle de Jeanne Clerc. Nous avons confronté quelquefois ces deux opérées, et constaté l'identité parfaite des symptômes ci-dessus, chez l'une et l'autre).

» *Quatrième point. Introduction de l'air dans les veines.*

» Je n'avais jamais observé ce fatal accident que sur des animaux opérés par M. Amussat. J'avoue même que la difficulté que l'air avait assez souvent de pénétrer dans la jugulaire, bien qu'elle fût largement ouverte, et la lenteur avec laquelle la mort survenait, après avoir injecté forcément ce fluide; j'avoue, dis-je, que je ne redoutais que médiocrement ce phénomène traumatique. Cependant, je me tenais pour averti, et j'étais constamment sur mes gardes chaque fois que j'avais une opération importante à faire à l'aisselle et au cou. Je dirai plus : ma ligne de conduite était toute tracée d'avance et depuis longtemps. Aussi l'éclair ne fut pas plus prompt que le déploiement de mes deux mains, pour venir au secours de cette femme; l'une, afin d'arrêter du même coup l'entrée de l'air et la sortie du sang, et l'autre, pour forcer l'air de sortir du poumon et d'y rentrer alternativement à chaque pression brusque que j'opérais.

» Ces pressions saccadées du thorax pouvaient-elles avoir

un autre effet que celui que je viens d'assigner? Ou est-il besoin de recourir à cette autre hypothèse : qu'elles auraient agi, sur la colonne d'air engouffré, de manière à le pousser en avant? Ou bien encore, doit-on admettre le concours de ces deux causes, pour expliquer la *résurrection* de notre opérée? L'air, du moins, n'a pu ressortir du corps, parce que je l'en empêchai trop bien; et une respiration artificielle rapide et assez fortement prononcée pouvait amplement suffire pour ranimer le souffle mal éteint de la vie. Or, une semblable respiration a bien eu lieu, en effet, avec les manœuvres brusques auxquelles je me suis livré; attendu que la pression vigoureuse des côtes, au moyen de celle du sternum, devait équivaloir à une expiration; tout comme aussi le retour instantané de l'appareil élastique à sa position première, lorsque je cessai de le comprimer, ne pouvait manquer d'agrandir sur-le-champ la cavité pectorale, et de forcer l'air à s'y précipiter, à l'instar de ce qui se passe dans l'inspiration.

» Ce jeu de souffle, exécuté à temps, et soutenu un moment, peut donc être recommandé en pareille circonstance, et devrait, au lieu d'être négligé, si peu connu ou méconnu peut-être, se trouver au premier rang des meilleurs moyens propres à lutter contre les morts subites et contre celles qui peuvent n'en avoir que les apparences.

» Le sujet de l'absorption de l'air dans les veines acquiert de jour en jour plus de gravité, et fait ressortir toujours mieux le mérite des nombreuses et belles expériences de M. Amussat, et de sa ténacité à les faire tourner au profit de la chirurgie opératoire. Il avait prévu, m'a-t-il dit, la possibilité de cas analogues à celui que je vais rapporter et que je dois à la complaisance d'un jeune ami, M. le docteur Pellis, médecin de notre hospice des aliénés. » (Voyez à la 5e catégorie.)

OBSERVATIONS RECUEILLIES SUR LES CHEVAUX.

Les observations relatives à l'introduction accidentelle de l'air dans les veines, recueillies sur les animaux, méritent aussi d'être consignées ici.

Ces observations sont au nombre de deux.

On cite aussi des faits analogues de MM. Girard, Barthelemy et Leblanc; mais je ne peux que les mentionner, puisque ces observations n'ont pas été publiées.

LA PREMIÈRE OBSERVATION recueillie sur un cheval est de M. LE PROFESSEUR VERRIER. Elle est insérée dans le *recueil des procès-verbaux de l'école vétérinaire d'Alfort*, année 1806, page 9.

Saignée de la jugulaire sur un cheval; entrée de l'air au moment où on cessa la compression qu'on exerçait au-dessous de l'ouverture; accidens graves, dissipés par plusieurs saignées, faites sur-le-champ

« Avant d'être professeur, dit M. le rédacteur du procès-verbal, M. Verrier avait fait part à l'établissement d'un accident survenu à la suite d'une saignée pratiquée à la jugulaire d'une jument; et par la rareté du fait, ce cas mérite ici une place. En cessant subitement de faire la compression sur le vaisseau ouvert, afin d'arrêter la saignée, *il s'introduisit dans la veine une certaine quantité d'air, avec un gargouillement assez fort* pour avertir l'opérateur de ce qui se passait, et le mettre en garde sur l'état futur de l'animal. Bientôt, il se manifesta des convulsions semblables à celles qui surviennent à la suite de l'*insufflation* faite dans la jugulaire d'un animal que l'on veut faire périr. Sans perdre un instant, M. Verrier eut recours à la saignée, qu'il réitéra plusieurs fois; en peu de temps, il rétablit le calme et dissipa tous les accidens qui annonçaient la mort de l'animal. »

LA DEUXIÈME OBSERVATION sur les chevaux est de M. BOULEY JEUNE. Elle a été publiée dans le journal de physiologie de M. Magendie (tome 1er, page 198).

Saignée de la jugulaire sur un cheval; en cessant la compression qu'on exerçait au-dessous de l'ouverture de la veine, entrée de l'air avec bruit particulier ; on ferme la veine et aussitôt accidens très graves; on l'ouvre de nouveau et à mesure que le sang s'écoule, l'animal se ranime.

« Le 4 mars 1819, je fus appelé, dit M. Bouley, par M. de Ch., propriétaire à Paris, pour donner des soins à l'un de ses chevaux qui, depuis la veille, était malade. Cet animal, âgé de six ans, mangeait peu, toussait quelquefois, respirait avec peine et avait le pouls plein et dur. Je prescrivis pour la journée une diète sévère, un électuaire adoucissant et quelques lavemens. Le 5, les symptômes observés la veille ayant augmenté d'intensité et tous les signes d'une pneumonie commençante étant bien prononcés, je pensai qu'une saignée était nécessaire, et je la pratiquai selon la méthode ordinaire, c'est-à-dire au moyen de la flamme, et je ne remarquai rien dans l'opération qui pût donner lieu à aucun accident.

» Le vase dans lequel on recevait le sang n'ayant point une capacité assez grande pour contenir la quantité que j'en désirais tirer, lorsqu'il fut plein je suspendis la compression que j'exerçais au-dessous de la veine, pour donner le temps à mon aide de jeter le sang que contenait ce vase. Au moment même où je cessai la compression, j'entendis *un bruit particulier* que j'avais déjà eu occasion de remarquer dans ma pratique, sans qu'il en fût résulté rien de fâcheux et auquel je ne fis par conséquent que peu d'attention. Je terminai ma saignée, je réunis les bords de la plaie comme à l'ordinaire, au moyen d'une épingle que j'environnai de crins, et je fis rentrer l'animal à l'écurie. A peine y fut-il placé, qu'un tremblement général s'empara de lui, la respiration devint laborieuse et plaintive, le pouls petit, irrégulier et très accéléré; enfin l'animal poussa de profonds gémissemens et tomba dans sa stalle comme frappé de la foudre.

» Je ne chercherai point à dissimuler la frayeur que me fit éprouver l'apparition de symptômes aussi graves et les craintes que je conçus pour la vie de l'animal. J'avais à redouter que l'on m'attribuât sa mort, si elle fût arrivée immédiatement après une phlébotomie que j'avais indiquée et pratiquée moi-même. Cependant, dans un cas aussi pressant, les circonstances qui avaient précédé, accompagné et suivi la saignée se présentèrent promptement à mon esprit; je me rappelai surtout le bruit que j'avais entendu au moment où j'avais cessé de comprimer la veine, et ce fut pour moi un trait de lumière. Je ne doutai plus dès lors que tous les symptômes que je venais d'observer ne fussent la suite de l'introduction de l'air dans la veine.

» Dans cet état de choses, je pensai que la cause pouvait devenir le remède et que la saignée était le seul moyen à mettre en usage. Je me hâtai donc d'enlever la ligature et de donner une nouvelle issue au sang; à mesure qu'il s'écoulait, l'animal paraissait prendre une nouvelle vie. Il fit d'abord des efforts inutiles pour se relever; mais il y parvint facilement, cinq ou six minutes après la nouvelle saignée. Lorsqu'il fut debout, son pouls se développa sensiblement et perdit de sa vitesse. La respiration devint moins précipitée et plus étendue; enfin une demi-heure après l'accident, tout danger paraissait dissipé, et l'état de la bête le même qu'avant la première saignée. Un nouveau symptôme assez remarquable s'était montré. L'animal éprouva jusqu'au soir une sensibilité extrême de tout le côté droit du corps (côté opposé à celui où la saignée avait été pratiquée), accompagnée d'un prurit très violent; il se couchait à terre et se renversait, pour se frotter sur tous les objets qui lui présentaient quelque résistance. La maladie primitive (la pneumonie) continua sa marche ordinaire et se termina favorablement. Le trentième jour, le cheval reprit son service habituel, et depuis cette époque il n'a donné aucun signe de maladie. »

RÉFLEXIONS SUR LES FAITS DE LA TROISIÈME CATÉGORIE.

Nous devons avouer, avec franchise, que les faits de la troisième catégorie laissent beaucoup à désirer; en général, les observations de guérisons sont trop brèves; quoique j'aie déjà élagué plusieurs de ces faits, pour les reporter aux cas douteux, je conviens qu'on pourrait peut-être encore en rejeter quelques autres, sur lesquels je conserve moi-même des doutes; mais il ne faut pas cependant les récuser en masse; car nous avons pour nous l'analogie avec les animaux qui résistent à l'accident bien constaté, comme on le voit par quelques-unes des expériences que nous avons indiquées.

QUATRIÈME CATÉGORIE.

FAITS DOUTEUX.

La quatrième catégorie renferme les faits douteux, je la divise en deux séries.

La première comprend les faits douteux publiés depuis la connaissance de la possibilité de la mort instantanée par l'introduction accidentelle de l'air dans une veine.

La deuxième série comprend tous les faits de mort subite antérieurs à 1821, et qui ont quelque analogie avec les faits précédens.

PREMIÈRE SÉRIE.

FAITS DOUTEUX POSTÉRIEURS A LA DÉCOUVERTE DE LA POSSIBILITÉ DE L'INTRODUCTION SPONTANÉE DE L'AIR DANS LES VEINES.

Le premier fait douteux est de M. le docteur Barlow de Blakburn; il a été publié dans la *Gazette Médicale*, 1831, n. 42.

Extirpation d'une tumeur squirrheuse couverte de veines variqueuses, située sur la joue; au commencement de l'opération, accidens graves que l'on attribua à l'entrée de l'air dans les veines; guérison.

« Une dame portait depuis neuf ans sur la joue une tumeur de nature squirrheuse, venue à la suite d'une morsure accidentelle de la membrane muqueuse de la bouche. Sa surface était couverte d'un réseau de veines variqueuses; l'artère faciale de ce côté offrait de forts battemens. Après plusieurs traitemens différens et qui furent sans succès, M. Barlow consentit à l'opérer; mais à peine avait-il commencé à disséquer la peau, pour la séparer de la tumeur, que la malade fut prise d'une syncope subite, et semblable à la mort, qui dura plusieurs minutes, avec un pouls extrêmement petit et tremblant, une sueur froide, une pâleur effrayante, et la suspension de la respiration. L'opération suspendue fut reprise aussitôt que la malade eut recouvré les sens, et terminée heureusement. Neuf mois après, la joue présentait son aspect naturel, et rien n'indiquait que la maladie dût récidiver.

» Ce fait, bien que très simple, et que la syncope pût autant être attribuée à l'hémorrhagie, résultant *de l'ouverture des veines nombreuses et dilatées* qui recouvraient la tumeur, *qu'à l'entrée d'une petite quantité d'air* dans le système circulatoire, en rappela un autre à l'auteur. » (Voy. à la deuxième catégorie, page 148.)

Le deuxième fait douteux est de M. Velpeau ; l'observation est insérée dans une lettre de M. Velpeau sur l'introduction de l'air dans les veines (voy. *Gaz. Méd.* tome 6, 1838, page 113).

Extirpation d'une tumeur du cou ; syncope attribuée plus tard à l'introduction de l'air par la veine jugulaire interne, ouverte pendant l'opération.

« A l'époque où M. Amussat communiqua son fait, j'avais recueilli de mon côté, dit M. Velpeau, une observation de ce genre que je communiquai à l'Académie (bulletin, tome 1, p. 896). Au moment où je détachais par sa partie profonde une tumeur du cou qui pénétrait jusqu'aux vaisseaux carotidiens chez une femme âgée de trente-six ans environ, j'ouvris la veine jugulaire interne ; un sifflement manifeste eut lieu ; puis une sorte de bouillonnement se fit remarquer au fond de la plaie ; la malade, qui s'écria aussi qu'elle mourait, tomba effectivement en syncope. Je fis placer un doigt sur l'ouverture de la veine, et terminai d'un coup de bistouri la section de la tumeur. Je me hâtai de recourir aux moyens employés contre les syncopes ordinaires, et les accidens disparurent bientôt. Cette femme sortit de l'hôpital, un mois après le jour même où M. Amussat vint communiquer son observation à l'Académie. »

J'ai classé cette observation dans les faits douteux, parce que M. Velpeau l'a présenté ainsi lui-même, lorsqu'il l'a raconté à l'Académie à la suite de ma communication. Après avoir récusé complètement mon fait, M. Velpeau a dit : « Et moi aussi, je » pourrais attribuer à l'entrée de l'air dans les veines un acci- » dent grave, éprouvé par une malade que j'ai opérée dernière- » ment, etc. » Depuis, il a publié cette observation comme un fait beaucoup plus positif que le mien !

Le troisième fait douteux est de M. Maugeis.

Saignée; mort subite; pas d'autopsie.

Dans une lettre adressée, par ce médecin, au rédacteur de la *Gazette des Hôpitaux* et publiée dans le numéro 149 de ce journal, 21 décembre 1837, on lit l'observation suivante :

« Il y a dix ans, je fus appelé auprès de la femme Alexis Peaumier, de la commune d'Herblay, enceinte de sept mois et atteinte, depuis deux heures, d'une hémorrhagie qui allait toujours en augmentant.

» Cette femme, d'une forte complexion, accusait de violentes coliques à la suite desquelles, le sang coulait abondamment par la vulve. Le col était très dur, et son orifice permettait à peine l'introduction du doigt. Dans l'espoir d'arrêter la perte et de dissiper la rigidité du col, je pratiquai une saignée. A peine avais-je tiré huit onces de sang, que la malade, qui était assise sur son séant, poussa un cri plaintif et tomba à la renverse.

» Je crus d'abord que ce n'était qu'une syncope; mais à ma grande surprise, je m'aperçus que la vie avait cessé si promptement, qu'on eût dit que la foudre venait de frapper cette femme. Si cette mort n'est pas due à *l'introduction de l'air* dans la veine, à quelle cause peut-on l'attribuer? Certes ce n'est pas à l'épuisement de la malade, car elle était pleine de force, la perte n'étant pas assez abondante pour l'épuiser. Un quart-d'heure après cet accident, nous fîmes l'opération césarienne dans l'espoir de sauver l'enfant; mais il avait également cessé de vivre.

On trouve dans l'ouvrage de Zaculus Lusitanus *(de Praxi medica admiranda, lib. 3, p. 109, ob. 55) le récit d'un fait, qui a quelque analogie avec le précédent, et qui n'a pas plus de valeur.*

« Deux médecins appelés à donner des soins à un vieillard atteint d'une violente céphalalgie, l'un d'entre eux pensait qu'il fallait pratiquer une saignée, s'appuyant sur le développement du pouls et le gonflement des veines; le second s'y opposait; mais l'avis de son antagoniste ayant prévalu, on pratiqua une saignée; mais le malade, tombant en syncope, mourut au moment même de la section de la veine. Le médecin, qui avait insisté pour qu'on fît la saignée, se retira tout honteux. »

DEUXIÈME SÉRIE.

FAITS DOUTEUX ANTÉRIEURS A LA DÉCOUVERTE DE LA POSSIBILITÉ DE L'INTRODUCTION SPONTANÉE DE L'AIR DANS LES VEINES BLESSÉES.

Avant de citer les faits qui composent cette série, je crois devoir transcrire ici un passage extrait des œuvres de Fabrice d'Aquapendente (chap. 96, page 347), où il est question des causes de morts subites pendant les opérations.

Voici ce passage :

« Dans une opération, on observe deux phénomènes inévitables, l'écoulement de sang par suite de la blessure des gros vaisseaux, et une douleur insupportable à laquelle se joignent aussitôt des convulsions, résultant de la lésion de nerfs volumineux. Pendant que j'étais jeune et que pour mon instruction je suivais les autres chirurgiens, j'ai vu ces deux phénomènes *amener la mort pendant l'opération.* D'ailleurs Celse a dit également (liv. v, chap. 26), que souvent les malades qui subissaient une opération *mouraient dans l'opération même, d'hémorrhagie ou de syncope.* »

Il n'est pas inutile de faire remarquer que depuis que l'on connait la possibilité de l'introduction spontanée de l'air dans les veines blessées, les accidens signalés par les anciens ne s'étant pas présentés, il est permis de conclure que beaucoup de faits cités par eux, comme des exemples de morts subites par hémorrhagie ou par syncope pendant les opérations, peuvent être attribués maintenant à l'introduction de l'air dans le cœur; toutefois, lorsqu'il s'agit d'opérations faites dans la région dangereuse.

Le premier fait de la deuxième série des faits douteux est de M. Bonnefoy. Il a été publié dans un mémoire qui est inséré dans le tome v des prix de l'Académie royale de chirurgie, 1783.

Extirpation d'une tumeur cancéreuse du sein ; mort subite pendant l'opération.

« Une femme âgée de quarante-cinq ans, d'un tempérament bilieux, et très irritable, avait un cancer à la mamelle ; elle ne se décida à se laisser opérer qu'avec la plus grande peine. Dans l'instant de l'opération, elle éprouva divers accidens; ainsi, pâleur cadavérique du visage, raidissement des muscles, serrement des mâchoires, etc., et elle mourut en présence des assistans, entre les mains du chirurgien, dans l'instant où après avoir fait les deux sections, il commençait à disséquer la tumeur. »

Le deuxième fait de cette série est de M. Briot ; il est inséré dans les mémoires de la Société médicale d'émulation (1816, tome 8, page 243).

Extirpation d'un énorme cancer; mort subite, immédiatement après l'opération.

« Une dame d'Auxonne, à qui je faisais l'extirpation d'un

cancer énorme et ancien, éprouva aux premières incisions une douleur qu'elle manifesta surtout par une contraction épouvantable et simultanée de tous les muscles de son corps; six hommes forts eurent beaucoup de peine à la contenir, et je fus un instant obligé de discontinuer l'opération. Cette horrible contraction ne dura pas plus de deux minutes; dès lors la malade cessa de manifester de la sensibilité; elle parut l'avoir épuisée tout entière dans ce court espace de temps; elle ne fit plus aucun mouvement et ne proféra aucune plainte; l'opération terminée, la plaie ne saignait point : elle fut laissée un instant exposée à l'air, pendant qu'on s'occupait à ranimer la malade; le sang ne donna point. L'appareil appliqué, la malade placée dans un lit parut indifférente à tout, ne parla pas, mais manifesta le désir de reposer; ce qu'on lui permit. J'étais avec mes confrères présens à l'opération, dans une chambre voisine de celle de la malade, lorsqu'on vint nous dire qu'elle mourait. Nous courûmes aussitôt auprès d'elle, nous lui donnâmes les soins les plus empressés, mais les plus inutiles : elle avait fermé les yeux pour la dernière fois. D'officieux confrères qui croyaient qu'à la suite d'une opération grave on ne pouvait mourir que d'hémorrhagie, dirent que j'avais ouvert de gros vaisseaux, que je n'avais pu arrêter le sang, que j'avais tué la malade. Hélas! j'aurais bien désiré qu'elle eût pu perdre beaucoup de sang! »

Les faits qu'on va lire, quoique douteux, offrent plus de probabilités que les précédens, parce qu'ils ont une grande analogie avec les faits positifs de la cinquième catégorie, comme on le verra plus loin.

LE TROISIÈME FAIT est de PELLETAN. Il est inséré dans le tome 1er de sa *Clinique chirurgicale*, 1810, page 34.

Suicide; plaie transversale du cou, mortelle par la simple hémorrhagie des veines jugulaires externes.

« Une jeune dame, chagrinée des infidélités de son mari, s'enferma dans sa chambre un matin ; ses gens ne la voyant pas paraître au milieu de la journée, on fit ouvrir sa porte, et on la trouva étendue sur le parquet, la face en dessous, et ayant une plaie large et profonde au devant de la gorge. La plaie béante laissait voir toute son étendue. La dissection des parties découvrit que les *veines jugulaires externes étaient seules ouvertes*; mais étant coupées en travers, le sang s'en était écoulé jusqu'à la mort.

» Sans doute aussi, cette terminaison avait été facilitée par la situation pénible de cette malheureuse, dont l'état des vêtemens annonçait qu'elle s'était débattue fortement et longtemps.

» La clef de sa chambre, fermée à double tour, et le couteau dont elle s'était servie, trouvés auprès d'elle, prouvèrent le suicide. »

LE QUATRIÈME FAIT est aussi de PELLETAN. Il est inséré dans le tome 1er de sa *Clinique chirurgicale*, 1810, page 33.

Suicide; plaie transversale du cou, mortelle par l'ouverture de la veine jugulaire externe et par le passage du sang dans la trachée artère.

« On trouva, vers le milieu de la nuit, sur le carreau d'une salle de l'Hôtel-Dieu, un homme étendu sur le ventre et baignant dans son sang, sans que l'on sût s'il y était depuis longtemps; il s'était fait une plaie transversale à la gorge. La longueur et la profondeur en étaient considérables; cependant cet homme fut remis dans son lit; on le pansa méthodiquement et on n'eut pas de peine à le faire revenir de la faiblesse où l'avait jeté la perte de son sang. Le premier usage qu'il fit de l'efficacité des secours qu'on lui avait donnés, quand il se vit seul un moment, fut de déchirer l'appareil mis sur la plaie ; et quelques minutes après, on le trouva mort.

» La dissection des parties montra que *les veines jugulaires externes du côté gauche* avaient pu seules fournir l'hémorrhagie; mais le sang tombé dans la trachée artère avait produit la suffocation, la faiblesse du blessé n'ayant pas permis que les efforts de la toux rejetassent au dehors le sang tombé dans ce canal, et arrivé jusque dans les ramifications bronchites. »

Les faits douteux auraient pu être supprimés, mais je pense qu'ils servent aussi à leur manière, en faisant ressortir davantage ceux qui ne le sont pas.

CINQUIÈME CATÉGORIE.

BLESSURES DE LA RÉGION DANGEREUSE.

D'après tout ce qui précède, il est évident qu'une blessure accidentelle ou volontaire des veines de la *région dangereuse* peut occasionner la mort par l'introduction spontanée de l'air, comme dans une opération. Il est très probable que dans quelques cas de blessures des veines de la partie inférieure du cou, surtout lorsque les blessés ont perdu peu de sang, la mort a été déterminée plutôt par l'entrée de l'air que par l'hémorrhagie.

On doit diviser les faits de cette catégorie en deux séries ; *l'une des blessures involontaires et l'autre des blessures volontaires.*

Les faits de cette catégorie sont encore peu nombreux ; mais il est très probable qu'ils se multiplieront, maintenant que l'attention des praticiens est éveillée sur la possibilité du fait.

Je ne possède encore que deux observations; elles appartiennent à la deuxième série, c'est-à-dire aux suicides par blessures du cou. Ces deux observations confirment pleinement ce que j'avais soupçonné.

Le premier fait de suicide est de M. Handyside ; il a été publié dans le journal Méd. et Chir. d'Edimbourg, volume 49, première partie , page 408, et traduit de l'anglais, par M. Daniel Maccarthy, interne provisoire des hôpitaux de Paris.

Suicide; blessure du cou ; ouverture des veines jugulaires ; mort ; à l'autopsie, on a trouvé de l'air dans la plupart des vaisseaux sanguins, et du sang écumeux dans l'artère pulmonaire et dans ses divisions.

« Samedi, 18 février 1837, à dix heures et demie du matin, je fus appelé , dit M. Handyside, pour M. John Doherty, étudiant en médecine, âgé de trente-six ans , qui habitait Edimbourg depuis un an, et qui venait de mourir par suite de plusieurs blessures graves faites au cou avec un rasoir.

» Le corps, que je vis dix minutes après que les blessures qui causèrent la mort eurent été faites, était tout habillé, étendu sur le parquet de la chambre à coucher, la tête vers la porte. La face antérieure du corps et le dos des mains étaient en contact avec le parquet; et un rasoir taché de sang gisait à environ deux pouces de la main droite ouverte.

» La respiration était arrêtée, les artères et le cœu ne battaient plus. Il n'y avait pas d'hémorrhagie, à peine un suintement sanguin, et les vaisseaux divisés n'avaient pas fourni plus d'une livre et demie d'un sang qui était même en grande partie veineux; ce liquide, à demi coagulé, formait trois taches distinctes sur le parquet de l'appartement.

» J'employai aussitôt, mais sans aucun résultat, une des méthodes que l'on met ordinairement en usage pour dissiper les effets de l'asphyxie produite par l'entrée de l'air dans le cœur.

» J'examinai alors les deux blessures irrégulières que je trouvai au cou. La plaie du côté gauche était la plus petite, et le concours de plusieurs circonstances me portèrent à penser qu'elle avait été faite la première. Elle suivait une ligne oblique en bas et en avant, qui, partie du lobule de l'oreille, venait tomber sur la jonction du corps et de la grande corne gauche de l'os hyoïde, en laissant à un pouce au-dessus de sa partie moyenne l'angle correspondant de la mâchoire. Cette plaie pouvait avoir deux pouces et demi de long. — A droite, l'incision plus grande présentait une longueur de quatre pouces. Deux plaies superficielles et une profonde avaient été faites en même temps qu'elle, et la forme des lèvres de la plaie démontrait jusqu'à l'évidence qu'elle avait été faite, sinon par une autre personne, au moins par la main droite du suicidé lui-même. Cette blessure, comme celle du côté gauche, correspondait par son milieu à l'angle de la mâchoire, dont elle était séparée seulement par un demi pouce de distance, et dont la peau avait été légèrement entamée par l'instrument vulnérant.

» Quoiqu'il résultât de mes recherches que M. Doherty était ambidextre, cependant, à cause de la situation singulière des plaies, et à cause de quelques autres circonstances, je crus devoir m'aider des conseils du docteur Christison, qui tomba d'accord avec moi qu'une enquête juridique était nécessaire.

» J'obtins aussitôt une permission de faire l'ouverture du corps, afin de découvrir la cause de la mort, et je procédai à l'autopsie, aidé de MM. Hutcheson, chirurgien, le docteur Houseman, Askin et quelques autres, après nous être munis de tous les moyens de faire avec exactitude certaines expériences sur les vaisseaux, qui pourraient être jugées nécessaires, dans le cas où nous découvririons que l'introduction de l'air dans leur calibre avait causé la mort.

» *Autopsie.* — 26 heures après la mort.

» *Temps sec et froid.* — Aucune trace de putréfaction.

» Les tégumens qui entouraient les plaies et qui en faisaient partie ayant été disséqués avec soin et mis de côté, leur forme fut aussitôt moulée en plâtre.

» On vit alors qu'à gauche le peaucier, dans une étendue de deux pouces, les deux tiers antérieurs du sterno-mastoïdien, le tronc du nerf accessoire de Willis, et le bord inférieur de la glande parotide avaient été largement divisés.

» Au-dessous, l'origine commune des artères occipitale et auriculaire postérieure et la veine faciale postérieure étaient coupées en travers, et par la cavité de ce dernier vaisseau, *plusieurs bulles d'air atmosphérique* avaient pénétré dans la veine *jugulaire interne.*

» A droite, l'incision plus profonde, et faite évidemment à trois reprises différentes, avait mis à nu l'apophyse transverse de l'atlas, et ouvert l'espace qui sépare celle-ci de l'apophyse transverse de l'axis, en découvrant l'artère vertébrale.

» Le peaucier, dans une étendue de quatre pouces, le sterno-mastoïdien, le tronc du nerf spinal, *les veines jugulaires interne et externe*, et les branches cervicales superficielles et auriculaire de la troisième paire rachidienne, les veines faciales antérieures et postérieures, le bord inférieur de la glande parotide, et le bord postérieur de la glande sous-maxillaire avaient été largement entamés. — Les muscles digastrique et stylo-hyoïdien, — l'angulaire de l'omoplate, — le bord antérieur du splénius, — le pneumo-gastrique et la branche descendante de la neuvième paire crânienne étaient compris dans la division, ainsi que l'artère auriculaire postérieure; la faciale près de son origine avait reçu une légère atteinte.

» En examinant avec une grande attention l'état des vaisseaux, je reconnus que les veines *jugulaires internes*, quoique vides de sang, étaient légèrement *distendues par de l'air*. Les artères du cou étaient généralement vides à l'exception de la carotide gauche qui contenait une quantité d'air fort considérable. Les veines thyroïdiennes, inférieure et moyenne, et (comme on le vit quand le thorax fut ouvert), les veines innominées, la veine cave descendante et la veine azygos outre un peu de sang fluide, étaient en partie *distendues* par de l'air.

» Le péricarde ouvert, nous trouvâmes le cœur affaissé, presque vide; l'oreillette droite parfaitement exangue, à l'exception d'un très petit caillot au trou de Botal, qui était perméable. Nous trouvâmes *un peu d'air dans cette cavité*.

» Dans la veine cave ascendante, il y avait *de l'air* et du sang non coagulé.

» Dans les veines coronaires et le ventricule droit, *de l'air*, mais pas de sang.

» L'artère pulmonaire et ses ramifications capillaires contenaient une très petite quantité *de sang écumeux*, incapable d'en maintenir séparées les parois, qui étaient affaissées. Tandis que, par opposition, les veines pulmonaires depuis leur origine jusqu'à l'oreillette gauche étaient distendues. Les veines pulmonaires droites contenaient du sang noir, fluide, et *de l'air atmosphérique*.

» Le tissu pulmonaire était évidemment emphysémateux. Les cavités gauches du cœur, vides de sang, étaient, comme les cavités droites, partiellement distendues par *un peu d'air*. Les artères coronaires, vides de sang, contenaient quelques bulles d'air. La couleur du cœur était plus pâle que dans l'état normal.

» En ouvrant l'abdomen, nous trouvâmes la veine cave et les gros troncs veineux plus ou moins distendus par de l'air, et ne contenant qu'une très petite quantité d'un sang liquide.

» Le foie coupé sous l'eau (c'est ainsi qu'on avait procédé et qu'on procéda pour les autres organes) le foie laissa échapper *des bulles d'air* des veines hépatiques. La rate et le rein donnèrent un résultat semblable. Il en fut de même du pancréas et des veines coronaires stomachiques.

» L'aorte abdominale, isolée avec soin, dans une étendue de trois pouces, au moyen de deux ligatures placées en haut et en bas, ses branches collatérales ayant été pareillement liées, l'aorte fut ouverte sous l'eau, et il s'échappa *plusieurs bulles d'air*.

» Les artères fémorales, poplitées, brachiales, traitées de même, en fournirent également.

» Tous les viscères du thorax et de l'abdomen étaient sains, à l'exception de quelques légères adhérences pleurales et de quelques plaques anciennes de lymphe plastique sur le côté droit du cœur.

» Le foie, la rate, le pancréas et l'estomac étaient plus pâles que dans l'état normal. L'estomac était vide, et la vésicule du fiel distendue par la bile.

» Les muscles, à l'exception du cœur, étaient d'une couleur et d'un aspect sensiblement normal. »

Ce fait est fort remarquable. Quoique M. Handyside ne soit arrivé qu'après l'événement, il n'a pas trouvé que la quantité de sang répandu fût assez grande pour expliquer la mort, et il a soupçonné une autre cause, l'introduction de l'air dans les veines. Effectivement, il a constaté la présence de ce fluide dans le cœur et dans les gros vaisseaux. On peut dire, d'après le SANG

ÉCUMEUX, *trouvé dans l'artère pulmonaire, que l'air s'est introduit pendant la vie.*

Ainsi, d'après l'autopsie bien faite, il est évident qu'on doit attribuer la mort autant et plus peut-être à l'introduction de l'air qu'à l'hémorrhagie.

Ce fait est le premier publié; mais il est très probable que beaucoup d'autres de cette espèce sont passés inaperçus, parce qu'on n'a pas fait l'autopsie ou parce qu'elles n'ont pas été faites avec assez de soin. Ces remarques s'appliquent parfaitement aux faits de Pelletan, cités précédemment.

LE DEUXIÈME FAIT de suicide est de M. le docteur PELLIS; je le dois à l'obligeance de M. Mayor de Lausanne.

Suicide; blessure profonde de la région sus-hyoïdienne droite, et ouverture de la veine jugulaire externe; entrée de l'air avec bruit de glouglou par cette veine; mort subite; à l'autopsie, le cœur mis dans un baquet d'eau, surnage, et à l'incision du ventricule droit et du ventricule gauche, il s'échappe une grande quantité de bulles d'air qui furent recueillies.

« Le 7 octobre, à sept heures du matin, je fus appelé (c'est M. le docteur Pellis qui parle) à donner des soins à M. D... qui venait d'attenter à ses jours. Arrivé dans la chambre du blessé, je le trouve assis sur une chaise, la tête penchée à gauche et soutenue par un de ses amis. Devant M. D... est un vase qu'il avait placé pour recevoir le sang, le plancher aussi en est inondé. Sur la table de nuit est un rasoir ensanglanté. A deux pas du blessé, on voit écrit sur le plancher en lettres de sang : *vivent la France et la Suisse!* (1) Il existe à la région sus-hyoïdienne droite une plaie transversale profonde, et dont les

(1) « M. D.... était du canton de Vaud, mais exempt du service militaire. L'événement eut lieu au moment où le ministère français menaçait la Suisse et où nous étions tous sous les armes. »

bords sont très écartés. Du sang s'écoule par plusieurs artérioles, mais surtout par la *jugulaire externe*, qui est largement ouverte et *dans laquelle on distingue par momens le reflux du sang*. Je me hâte de ramener la tête du côté droit pour fermer la plaie, puis je fais approcher de la fenêtre la chaise sur laquelle est le malade. Le pouls, quoique faible, est très distinct.

» Avant d'aller plus loin, je crois devoir rapporter quelques circonstances de ce suicide. Depuis quelques jours M. D... était tombé dans une profonde mélancolie; il recherchait la solitude, mais on le gardait à vue, parce que son état donnait des craintes d'autant mieux fondées, que plusieurs années auparavant il avait voulu s'ôter la vie. Le 7 octobre, il trompa la vigilance dont il était l'objet, et se coupa la gorge. L'hémorrhagie causa d'abord un demi évanouissement, mais pas assez fort pour faire tomber le blessé. Peu à peu les forces revinrent et ce fut alors que M. D... traça les mots trouvés sur le plancher. A peine avait-il fini d'écrire que quelqu'un entra dans la chambre. M. D... lui dit de se retirer, et voulut même essayer de lutter pour l'y obliger; mais il fut promptement saisi, et placé sur la chaise où je le trouvai. Pendant qu'on venait me chercher, M. D... eut une nouvelle défaillance plus forte que la première; il commençait à revenir à lui lorsque j'arrivai. Ainsi que je l'ai dit, le malade fut amené près d'une fenêtre; l'air frais lui fit plaisir. Tandis que je préparais à la hâte ce qui était nécessaire pour le pansement, M. D... fit un mouvement de tête en arrière, en même temps qu'une forte inspiration. A ce moment, il se fit dans la plaie un bruit de *glouglou* assez fort pour être entendu dans toute la chambre, et le blessé tomba mort à l'instant. Je demandai l'autopsie, il ne me fut permis d'examiner que le cœur; ayant découvert les organes thoraciques à la méthode ordinaire, fendu le péricarde et soulevé légèrement le cœur, je passai derrière lui un lien, j'étreignis fortement les vaisseaux qui partent ou arrivent à cet organe, et je les coupai tous au-delà de la ligature. Le cœur, ainsi séparé, fut plongé dans un baquet d'eau de la contenance de trois litres environ. *Il surnagea avec la plus grande légèreté.* Le fixant d'une main au fond du vase, je fis avec un bistouri une ponction dans le ventricule droit. Aussitôt, *des bulles se dégagèrent en grande quantité.* Elles furent recueillies dans une éprouvette par M. Bischoff fils, pharmacien de cette ville, qui avait bien voulu m'aider dans cette circonstance. Quelques bulles ne purent être saisies; quand il ne s'en dégagea plus, j'abandonnai le cœur, qui revint à la surface; je le ramenai au fond, j'incisai le ventricule gauche, et de nouvelles bulles sortirent, mais en bien moins grande quantité que du ventricule droit. Dès ce moment, le cœur resta au fond du vase. L'air recueilli a rempli une éprouvette d'un pouce deux lignes de diamètre dans une étendue de deux pouces trois lignes.

» La grandeur de l'ouverture faite à la jugulaire, la quantité de sang que le blessé avait perdu, sa position assise et la forte inspiration qu'il fit, voilà autant de circonstances que M. Amussat a indiquées comme favorisant l'introduction de l'air et qui se retrouvent ici. »

Ce fait est beaucoup plus remarquable encore que le premier; la blessure de la veine jugulaire externe a eu lieu au-dessus du point où se fait ordinairement le reflux du sang, et cependant ce phénomène a été observé par M. Pellis.

Le bruit de glouglou très fort, qui caractérise l'entrée précipitée de l'air, a été entendu distinctement, et à l'autopsie on a trouvé le cœur tellement rempli d'air, qu'il surnageait sur l'eau avant d'avoir été ouvert. Il est donc bien démontré, dans ce cas, que la distension du cœur et des gros vaisseaux, par l'introduction spontanée de l'air, a été la cause immédiate de la mort.

Les deux faits de cette catégorie méritent d'être relus et médités ; ils peuvent éclairer plusieurs points importans de physiologie et de médecine légale.

RÉSUMÉ ET STATISTIQUE DES FAITS OBSERVÉS SUR L'HOMME ET SUR LES ANIMAUX.

Pour juger les faits dans leur ensemble et dans leurs rapports, faisons la statistique des observations que nous avons citées. Nous trouvons d'abord que le nombre total est de trente-neuf, sans compter les faits rapportés dans la lettre de M. Mott. Nous les divisons en cinq catégories :

La première renferme dix faits que nous appelons irrécusables.

La deuxième, six faits analogues aux précédens, mais sans autopsie.

La troisième, quatorze faits de guérison, douze sur l'homme, deux sur les animaux.

La quatrième, sept faits douteux.

Et la cinquième, deux faits de suicide, par blessures du cou.

Considérées sous le rapport des maladies et des opérations, nous trouvons :

1° Neuf tumeurs du cou;

2° Sept opérations sur l'épaule ou l'aisselle; savoir : deux tumeurs de l'épaule droite; trois extirpations du bras, l'une pour un fongus hématode de tout le bras; l'autre pour une brûlure profonde du membre supérieur, et la troisième pour un ostéosarcome; et deux tumeurs de l'aisselle ;

3° Six tumeurs du sein;

4° Deux ligatures de la sous-clavière;

5° Quatre tumeurs de la face;

6° Cinq saignées de la jugulaire, deux sur l'homme et trois sur le cheval;

7° Quatre blessures (suicides) des veines jugulaires;

8° Deux faits sans indication positive de la nature de l'opération.

En considérant les observations sous le rapport des veines qui ont donné lieu à l'introduction de l'air, nous trouvons :

1° Que par la blessure de la veine jugulaire interne le phénomène a eu lieu quatre fois;

2° Par la veine jugulaire externe, douze fois; quatre fois pour des saignés du cou;

3° Par des veines du cou *canalisées,* quatre fois ;

4° Par la veine sous-clavière, une fois;

5° Par la veine axillaire, trois fois;

6° Par la sous-scapulaire; deux fois;

7° Par une veine se débouchant dans la sous-clavière, une fois ;

8° Par des veines pectorales, trois fois;

9° Par la faciale, une fois.

10° Et six ou huit fois les veines ouvertes n'ont pas été indiquées.

Considérées sous le rapport de la durée et de l'époque des opérations, nous trouvons que la mort a eu lieu huit fois, l'accident survenant à la fin d'opérations longues et laborieuses, qui ont affaibli les opérés sous le rapport de l'hémorrhagie et de l'inervation ; et surtout en terminant l'opération, au moment où on soulève la tumeur.

Deux fois cependant la mort a eu lieu, l'accident s'étant produit au commencement de l'opération. Nous devons dire aussi que la mort est d'autant plus prompte, que les malades sont plus affaiblis, comme on le voit sur les opérés de Delpech, de Castara et de M. Roux.

Sous le rapport de la durée de l'accident, nous trouvons que sur seize morts, les auteurs des observations disent huit ou neuf fois que la mort a eu lieu subitement, sans dire la durée réelle.

Une fois une minute après (Ulrich);

Une fois un quart d'heure après (Beauchêne).

Une fois quelques heures après (Clémot).

Une fois trois heures et demie après (Mirault).

Une fois, sept jours après (Roux).

Dans beaucoup de cas de guérison, c'est presque toujours au commencement de l'opération que l'accident a eu lieu.

Cependant, dans le fait que j'ai rapporté, c'est à la fin d'une opération longue et très laborieuse qu'est arrivé l'accident; mais il est entré peu d'air, parce que le vaisseau était petit, je crois, et que j'ai promptement fermé l'ouverture.

Considérées sous le rapport du sexe et de l'âge, les observations nous donnent dix-sept hommes de vingt-un à soixante ans; dix-sept femmes de dix-huit à soixante-huit ans; deux faits dans lesquels l'âge et le sexe ne sont pas indiqués, et trois chevaux.

Du reste, je dois prévenir que les relevés statistiques sont fort difficiles à faire, et ils ne peuvent pas être complets, parce que beaucoup d'observations manquent des détails indispensables.

Faisons quelques réflexions générales sur les données statistiques.

Remarquons d'abord que c'est toujours en pratiquant des opérations graves près du sommet de la poitrine, au dessus, au dessous, ou sur les côtés, que l'accident de l'introduction de l'air a eu lieu par les veines jugulaires ou sous-clavières, ou par des veines très rapprochées de ces gros troncs, là où s'opère le pouls veineux ; une seule fois le phénomène a été observé sur la faciale.

Observons, en outre, que l'accident est d'autant plus promptement funeste, que les malades sont plus affaiblis, soit par la maladie ou la durée de l'opération elle-même, comme nous l'avons déjà dit.

Une autre remarque assez intéressante, qui ressort immédiatement des données statistiques, c'est que le phénomène n'a pas été observé chez les enfans, peut-être parce qu'à cet âge on a moins souvent l'occasion d'opérer dans la région dangereuse.

En résumé, nous ne possédons que trente-cinq faits, recueillis depuis que le phénomème a été établi; sans doute il y en a un plus grand nombre, mais ils n'ont pas été publiés ou même reconnus. Sans contredit, les veines ont été blessées un bien plus grand nombre de fois; mais il importe de ne pas oublier qu'il faut beaucoup de conditions pour que le phénomène se produise.

Sans doute aussi beaucoup de faits de la même espèce ont eu lieu avant la connaissance du phénomène. On les attribuait alors à la syncope ou à toute autre cause, comme nous l'avons fait remarquer précédemment. Du reste, ces faits sont bien rares dans les auteurs; ils sont d'ailleurs fort peu circonstanciés.

TROISIÈME PARTIE.

EXPLICATION DU PHÉNOMÈNE DE L'INTRODUCTION SPONTANÉE DE L'AIR DANS LES VEINES.

Maintenant que nous avons constaté le fait sur les animaux et sur l'homme, car les expériences confirment pleinement les accidens funestes observés pendant les opérations de chirurgie, cherchons à en donner l'explication physiquement d'abord, et, comme on va le voir, c'est encore un moyen de plus en faveur des faits bien observés.

Commençons par dire que sur les cadavres ouverts, même pendant les chaleurs de l'été, dix-huit ou vingt-quatre heures après la mort, on ne trouve pas d'air dans le cœur comme on l'a avancé, ou si l'on en trouve, ce sont quelques bulles de gaz qui se sont développées par un commencement de putréfaction, ou quelques bulles d'air qui s'introduisent quand on ouvre les cavités de cet organe sans précaution; tandis que dans l'accident dont nous parlons, les cavités droites du cœur sont plus ou moins distendues par *de l'air mêlé au sang*; c'est souvent du sang écumeux, *surtout lorsqu'on les examine immédiatement après l'accident*, et les cavités gauches sont presque toujours vides. Ainsi, on ne peut confondre les effets cadavériques avec le phénomène que nous cherchons à établir, comme on va le voir par les faits suivans.

Autopsie faite à l'Hôtel-Dieu, le 4 août 1837, sur le cadavre d'une femme de trente ans, *morte depuis vingt-quatre heures au moins*.

Les muscles de la région abdominale antérieure avaient une teinte verdâtre. La veine coronaire antérieure contenait quelques bulles de gaz. L'oreillette droite incisée avec des ciseaux, sans déranger le cœur de sa position, contenait un caillot jaunâtre volumineux et des bulles de gaz. Le ventricule droit, ouvert de la même manière, contenait aussi un caillot décoloré, mais pas de gaz. Les cavités gauches renfermaient un peu de sang, et des bulles d'air peu nombreuses.

Autopsie faite à l'Hôtel-Dieu, le 7 août 1837, sur le cadavre d'une femme âgée de 55 ans, *morte depuis vingt-quatre heures*, d'une affection cérébrale.

La putréfaction était peu avancée. Les veines mammaires ne contenaient pas de gaz, ainsi que les veines coronaires. Les cavités droites du cœur contenaient du sang noir liquide, non mélangé d'air. Après l'incision, on voyait sortir, en soulevant leurs parois, quelques bulles de gaz. Les cavités gauches contenaient une petite quantité de sang, mais pas une bulle de gaz.

Autopsie faite à l'Hôtel-Dieu, le 4 août 1837, sur le cavadre d'un homme âgé de vingt-huit ans, *mort* d'une péritonite par perforation de l'appendice du cœcum.

La putréfaction était très avancée.

Les veines mammaires internes contenaient quelques bulles de gaz. Il n'y en avait pas dans les veines coronaires. L'oreillette droite, ouverte avec précaution, contenait un caillot noirâtre volumineux, au-dessus duquel on apercevait des bulles de gaz. Le ventricule droit, ainsi que les cavités gauches, contenaient du sang, mais on n'y a pas vu une seule bulle de gaz.

Autopsie faite à l'hôpital des cliniques de l'École, le 12 août, sur le cadavre d'une femme âgée de 28 à 30 ans, *morte depuis vingt-quatre heures.*

Les veines mammaires étaient pleines de sang. On n'y apercevait aucunes bulles de gaz. Le cœur était très volumineux et distendu. En le retournant pour examiner sa face postérieure, un bruit de croassement s'est fait entendre, produit sans doute par des gaz qui se déplaçaient. Les veines coronaires présentaient çà et là de petites bulles de gaz. L'oreillette droite, incisée avec précaution, contenait un caillot mou, noirâtre, assez volumineux, et une assez grande quantité de bulles de gaz qui étaient mêlées à du sang. Le ventricule droit, ouvert de la même manière, contenait un peu de sang et quelques bulles de gaz. Dans les cavités gauches il n'y avait ni sang, ni gaz.

Autopsie faite à l'Hôtel-Dieu le 7 août 1837, sur le cadavre d'un homme de 25 ans, *mort depuis trente heures.* (Fièvre thyphoïde.)

La putréfaction était très avancée. Le ventre était vert; le thorax et la face offraient une coloration bleuâtre. Les membres inférieurs étaient flasques; mais les supérieurs offraient encore une rigidité assez grande. Les veines mammaires internes contenaient une grande quantité de bulles. Le cœur était très volumineux, mais *flasque.* Les veines coronaires ne contenaient pas de gaz. L'oreillette et le ventricule droit étaient remplis de sang noirâtre très fluide. On n'a aperçu des bulles de gaz que dans le ventricule. Les cavités gauches ne contenaient ni sang, ni gaz.

Autopsie faite à l'Hôtel-Dieu, le 12 août 1837, en présence de M. Guéneau de Mussy, sur le cadavre d'un homme âgé de vingt-six à trente ans, *mort depuis quarante heures.*

La putréfaction était très avancée. Elle était évidente, tant par l'odeur que par l'infiltration séreuse et la couleur verdâtre des tissus. Le cœur était ballonné, surtout les cavités droites. Celles-ci se sont *affaissées,* aussitôt après l'incision de leurs parois, en laissant échapper les gaz libres qu'elles contenaient. Il restait dans l'intérieur du ventricule quelques caillots et des bulles d'air nombreuses qui étaient logées entre les cloisons, et qui se dégageaient lorsqu'on exerçait une légère pression. Les cavités gauches, à part la tension élastique qui n'existait pas, contenaient également des gaz libres et des caillots en partie décolorés. Les veines caves contenaient du sang et une assez grande quantité de bulles de gaz.

Autopsie faite à l'Hôtel-Dieu, le 13 août 1837, sur le cadavre d'un homme âgé de vingt-deux ans, *mort depuis quarante et une heures*, d'une résorption purulente survenue à la suite d'une amputation de la cuisse.

Les veines gastro-épiploïques étaient vides de sang, mais elles étaient distendues par des gaz qui leur donnaient une transparence remarquable. Les veines mammaires contenaient un peu de sang, et une multitude de bulles gazeuses. Les veines coronaires étaient distendues par du sang. Le cœur était ballonné et offrait au toucher une tension élastique; il surnageait le liquide que nous venions de verser dans la poitrine. Les quatre cavités, ouvertes sous l'eau, ont laissé dégager une grande quantité de bulles gazeuzes ; les cavités gauches en contenaient cependant moins que les cavités droites.

Autopsie faite à l'Hôtel-Dieu le 8 août 1837, sur le cadavre d'un homme âgé de vingt ans, mort d'une fièvre thypoïde depuis *cinquante-quatre heures.*

La putréfaction était très avancée; ventre vert, tendu, ballonné; face verte et bouffie; tissu cellulaire sous-cutané distendu par des gaz; dégagement de gaz très fétides à l'ouverture des parois du thorax et de l'abdomen; les veines mammaires internes contenaient beaucoup de gaz et peu de sang; le péricarde contenait une assez grande quantité de sérosité rougeâtre; les veines coronaires étaient distendues par des bulles de gaz, séparées par du sang; le cœur était pâle, volumineux, et offrait, au toucher, une tension élastique. A l'incision de l'oreillette droite, faite sous la sérosité que contenait le péricarde, il s'est dégagé une grande quantité de gaz dont les bulles sont venues bouillonner à la surface du liquide. Le ventricule droit contenait également des gaz libres, mais en moins grande quantité que dans l'oreillette; il n'y avait du reste dans ces deux cavités que très peu de sang. L'oreillette gauche contenait des gaz qui, lorsqu'ils se sont échappés, ont produit à la main une sensation très marquée de refroidissement. Le ventricule gauche contenait aussi des gaz libres. Il n'y avait pas de sang dans ces deux cavités. Après l'ouverture des quatre cavités du cœur, les parois se sont *affaissées* et n'ont pas gardé la forme que les gaz leur avaient donnée. — *Cet effet n'a pas lieu chez les animaux qui succombent à l'introduction de l'air dans le cœur : dans ce cas, les cavités droites conservent, au contraire, leur forme après l'incision de leurs parois, comme si un moule y avait séjourné.*

Autopsie faite à l'école pratique le 12 août 1837, sur le cadavre d'une femme de soixante à soixante-dix ans, morte depuis trois jours au moins.

La putréfaction était très avancée; le ventre était vert, ainsi que les muscles intercostaux. Les cartilages costaux n'étaient pas ossifiés; le péricarde contenait quatre onces au moins de sérosité rougeâtre ; les veines coronaires ne renfermaient pas d'air; l'oreillette droite était très distendue. A l'incision de ses parois il en est sorti des gaz, et il restait dans son intérieur du sang liquide et un caillot noir. Le ventricule correspondant était peu distendu. Il contenait cependant des gaz libres et un caillot noir; l'oreillette gauche était très petite; on n'y a trouvé qu'un peu de sang ; le ventricule gauche contenait un petit caillot, peut-être des gaz libres; mais on n'y a pas vu de bulles.

Autopsie faite à l'école pratique le 12 août 1837, sur le tronc du cadavre d'un jeune sujet de vingt-cinq ans environ, mort depuis trois jours au moins.

Le péricarde contenait de la sérosité rougeâtre en assez grande quantité ; les cavités droites du cœur étaient distendues. Elles se sont *affaissées* aussitôt après le dégagement des gaz qu'elles contenaient. Les cavités gauches ne contenaient ni gaz, ni bulles. Les veines coronaires étaient incolores et distendues par des gaz.

RECHERCHES SUR LES CADAVRES DES ANIMAUX.

Examen fait à Montfaucon le 23 août 1837, sur les cadavres de trois chiens, étranglés la veille ou l'avant-veille à la préfecture de police.

Sur le premier : L'oreillette droite et le ventricule du même côté contenaient évidemment des gaz libres; car, d'abord distendus, *ils se sont affaissés* l'un et l'autre, aussitôt après l'incision de leurs parois. Ils contenaient en outre quelques caillots et du sang liquide.

Sur le deuxième : L'oreillette et le ventricule droits contenaient aussi des gaz qui leur donnaient une tension élastique. Leurs parois *s'affaissaient* également, aussitôt que l'incision avait permis le dégagement de ces gaz. Le ventricule gauche contenait du sang et des bulles de gaz.

Sur le troisième : Qui était ballonné et dans un état de putréfaction très avancé.

Le cœur était très distendu. En ouvrant les cavités droites elles se sont de suite *affaissées*, et il restait dans leur intérieur du sang liquide non mélangé d'air. Les cavités gauches étaient, de même que les précédentes, remplies par des gaz libres et par du sang liquide.

Examen fait à Montfaucon le 23 août 1837, sur les cadavres de deux chevaux abattus la veille.

Les cavités droites du cœur étaient distendues ; en les ouvrant il se dégageait des gaz, et aussitôt après leurs parois *s'affaissaient*. Elles contenaient beaucoup de caillots et des bulles d'air.

Les cavités gauches étaient également distendues ; mais la quantité de sang qu'elles renfermaient était moins grande que du côté droit, et l'affaissement des parois du ventricule n'avait pas lieu, à cause de leur épaisseur.

PRODUCTION DU PHÉNOMÈNE SUR LES CADAVRES.

Pour démontrer, d'une manière plus évidente encore, qu'il n'est pas possible de confondre le phénomène que nous décrivons, même avec la présence d'une grande quantité d'air dans le cœur, il suffit de faire l'expérience suivante sur un cadavre comme sur un animal vivant. Si, après avoir ouvert l'une des veines jugulaires ou sous-clavières très près de la poitrine, on presse alternativement les parois de cette cavité pour simuler la respiration, alors le phénomène de l'introduction de l'air a lieu, parce que la poitrine fait l'office de soufflet ou de pompe. Si on ouvre la poitrine et le péricarde avec soin, on trouve les cavités droites distendues, boursoufflées par de l'air, et les cavités gauches dans leur état ordinaire. En ouvrant les cavités droites, l'air s'échappe en masse et *elles s'affaissent.* En ouvrant les cavités gauches, on n'observe rien de semblable. Dans ce cas, les cavités droites sont distendues par de l'air; mais cet air n'est pas mêlé au sang. *Le sang n'est pas écumeux*, caractère essentiel qui établit une différence entre l'air introduit pendant la vie et l'air introduit après la mort. Cette expérience que j'ai répétée plusieurs fois et toujours avec succès, notamment en présence de MM. Guéneau de Mussy et Bouillaud, étaie singulièrement toutes les propositions relatives à l'introduction spontanée de l'air dans les veines des animaux vivans. J'espère que les expériences dont je vais donner la relation jetteront encore une vive lumière sur tous les phénomènes qui se rattachent à la question qu'il nous importe de résoudre.

Expériences faites à l'Hôtel-Dieu le 15 juillet 1837, en présence de M. Guéneau de Mussy, et de plusieurs autres médecins.

PREMIÈRE EXPÉRIENCE.

Sur un cadavre, on a ouvert la veine jugulaire externe d'un côté à la partie inférieure du cou et on a ensuite exercé une forte compression sur la poitrine, qui a déterminé la sortie d'une certaine quantité de sang non mélangé d'air. La poitrine ayant été abandonnée à elle-même, l'air s'est précipité par l'ouverture de la veine,

Après avoir ainsi plusieurs fois simulé les mouvemens que font les parois thoraciques pendant l'acte respiratoire, et ayant acquis la certitude que l'un de ces mouvemens avait déterminé l'entrée de l'air par le même mécanisme que pendant la vie, c'est-à-dire à l'instant où la poitrine se dilate, on a ouvert le cadavre.

Les cartilages costaux étaient en partie ossifiés.

Le côté droit du cœur était *ballonné,* et l'oreillette ainsi que le ventricule contenaient *beaucoup d'air,* et un peu de sang.

Le ventricule gauche seul contenait quelques bulles d'air.

DEUXIÈME EXPÉRIENCE.

Sur un autre cadavre, après avoir ouvert la veine jugulaire externe à la partie inférieure du cou, on a comprimé la poitrine avec force, ce qui a produit la sortie d'une certaine quantité de sang par l'ouverture de la veine. On a ensuite abandonné la poitrine à elle-même et au moment où elle s'est dilatée, débarrassée qu'elle était alors de la compression, l'air s'est précipité avec bruit dans la veine. Cette expérience ayant été répétée plusieurs fois, toujours avec le même résultat, on a ouvert le cadavre.

Le côté droit du cœur était *très distendu,* tandis que le côté gauche était petit et revenu pour ainsi dire sur lui-même. Cette différence était due à ce que les cavités droites contenaient *une grande quantité d'air,* tandis que les cavités gauches n'en contenaient pas une bulle.

Sur un *troisième* cadavre dans un état de putréfaction assez avancé, on a ouvert la veine jugulaire externe du côté droit qui était énorme et de laquelle il ne s'est échappé que du sang. Puis on a fait la ligature de la veine et on a ouvert le thorax, sans avoir comme sur les deux autres cadavres simulé les mouvemens respiratoires. *Le cœur était dur, non ballonné, aucune de ses cavités ne contenait d'air.*

TROISIÈME EXPÉRIENCE, faite dans l'amphithéâtre de l'hôpital de la Charité, en présence de M. BOUILLAUD (1) et de ses élèves.

Sur un cadavre, après avoir *ouvert la veine jugulaire externe* à la partie inférieure du cou, j'ai comprimé avec force la poitrine, et fait sortir du sang par l'ouverture de cette veine. Puis j'ai comprimé et cessé alternativement la compression de la poitrine. En simulant ainsi les mouvemens que font les parois thoraciques pendant l'acte respiratoire, tout le monde a pu voir qu'en se dilatant pour revenir sur elles-mêmes, elles produisaient une aspiration d'où résultait, comme dans l'état de vie, l'entrée de l'air par l'ouverture que je venais de faire à la veine jugulaire.

Ce phénomène ayant été constaté plusieurs fois, j'ai ouvert le cadavre et examiné le cœur. Les cavités droites étaient *distendues et rénitentes*. En les ouvrant, il s'en est échappé *beaucoup d'air* et il restait dans leur intérieur une petite quantité de sang avec des bulles d'air. Les cavités gauches n'avaient guère que la moitié du volume de celles du côté droit et ne contenaient ni air, ni sang.

(1) Je saisis avec empressement l'occasion de donner à mon collègue M. Bouillaud, une marque publique de haute estime pour le rapport consciencieux qu'il a fait à l'Académie sur mes expériences. (Voir bulletin des 30 novembre et 15 décembre 1837, nos 4 et 5, page 182.)

EXAMEN DOUZE OU VINGT-QUATRE HEURES APRÈS LA MORT D'ANIMAUX AYANT ÉTÉ SOUMIS A L'EXPÉRIENCE DE L'INTRODUCTION SPONTANÉE DE L'AIR DANS LES VEINES.

Si on examine, douze ou vingt-quatre heures après la mort, le cœur des animaux qui ont succombé par l'introduction spontanée de l'air dans les veines, on trouve *presque toujours du sang écumeux*, comme on va le voir par les expériences qui suivent :

EXPÉRIENCES SUR LES CHIENS.

PREMIÈRE EXPÉRIENCE.

Introduction spontanée de l'air par une ouverture faite à la partie inférieure des veines jugulaires; mort 16 minutes après; *à l'ouverture faite* 16 *heures après la mort*, les cavités droites seules contenaient des bulles d'air.

Sur une chienne braque de forte taille, on fait d'abord la laryngotomie. Immédiatement après, on met la veine jugulaire droite à découvert dans une grande étendue et on voit le reflux du sang jusque dans les veines faciale et jugulaire interne.

A 6 heures 10 minutes, ouverture de la jugulaire droite à un pouce de la faciale. Le sang qui sort du bout inférieur n'a pas une coloration différente de celui qui vient du bout supérieur. On n'entend aucun bruit. L'ouverture de la veine est fermée, 4 minutes après son ouverture.

A 6 heures 15 minutes, on *isole* entièrement la veine jugulaire droite. Elle se plisse dans l'inspiration.

A 6 heures 16 minutes, on ouvre cette veine dans un des points où elle est *isolée* et *on n'entend aucun bruit.*

A 6 heures 18 minutes, l'air entre par l'ouverture de la veine avec un bruit bien distinct. En même temps, l'auscultation fait reconnaître un gargouillement dans le cœur.

A 6 heures 20 minutes, on coupe la veine avec des ciseaux dans la moitié au moins de son calibre, et alors le bruit est beaucoup plus fort, et la respiration devient de suite très accélérée.

L'animal a perdu beaucoup de sang. Il en sort par l'ouverture ainsi que des bulles d'air.

A 6 heures 23 minutes, il urine.

A 6 heures 24 minutes, quelques respirations rares.

A 6 heures 26 minutes, déjections alvines.

A 6 heures 29 minutes, l'animal respire plus facilement. Il fait des mouvemens brusques.

A 6 heures 30 minutes, on ouvre la veine jugulaire gauche dans le point où a lieu le reflux du sang. Aussitôt, introduction d'air avec bruit. L'animal fait des mouvemens et sa respiration s'accélère beaucoup. On ouvre cette veine très largement et l'air s'y précipite en produisant un bruit très fort. En même temps la respiration devient de plus en plus difficile.

A 6 heures 31 minutes, quelques respirations à de grands intervalles.

A 6 heures 34 minutes, l'animal meurt, 16 minutes après le commencement de l'introduction spontanée de l'air.

Pour empêcher l'écoulement du sang, on applique des ligatures sur les points où les veines jugulaires ont été ouvertes.

Ouverture du cadavre faite le lendemain, seize heures après la mort. Les poumons sont sains; pas d'emphysème, le cœur est gros. En palpant le ventricule droit on le trouve dur, rénitent. Il contient de l'air à l'état libre, ainsi que l'oreillette. Quelques bulles seulement se trouvent à la surface du sang contenu dans ces deux cavités.

Il semble que l'air ait servi de *moule* au ventricule droit, en effet, *il conserve sa forme*, malgré les incisions cruciales qu'on vient de faire.

Le ventricule gauche et l'oreillette de ce côté contiennent un peu de sang, mais pas d'air.

On trouve de l'air dans les veines coronaires.

EXPÉRIENCES SUR LES CHEVAUX.

PREMIÈRE EXPÉRIENCE.

Introduction spontanée de l'air par une ouverture faite à la partie inférieure de la veine jugulaire d'un cheval; mort 14 minutes après; à l'ouverture faite *24 heures après la mort*, les cavités droites contenaient *beaucoup de sang écumeux.*

Sur un cheval âgé de cinq ans, assez vigoureux, on ouvre, à 8 heures 48 minutes, la veine jugulaire droite à la partie inférieure du cou, comme pour une saignée. Le *phénomène* n'a pas lieu; il se produit avec un bruit très fort, dès *qu'on soulève la peau.* La respiration s'accélère. Il s'écoule une assez grande quantité de sang, quoiqu'on ait fait d'abord la ligature du bout supérieur.

A 8 heures 51 minutes, l'animal s'agite, sa respiration devient très accélérée. Le phénomène n'a plus lieu, la veine étant fermée par un caillot.

A 8 heures 57 minutes, on fend la veine en long dans l'étendue d'un pouce, à partir du point où elle avait été ouverte. Le phénomène recommence avec une grande intensité. La respiration s'accélère beaucoup. L'animal fait de grands efforts d'expiration qui déterminent la sortie d'une abondante quantité de sang écumeux.

A 9 heures, l'animal s'étend et se raidit, sa respiration devient convulsive, et la mort a lieu à 9 heures 2 minutes, 14 minutes après l'ouverture de la veine.

Autopsie 24 heures après la mort. Le péricarde contient de la sérosité rougeâtre. Le cœur est très distendu. L'oreillette droite contient des bulles d'air et du sang liquide. Le ventricule droit contient du sang liquide et des caillots au-dessus desquels on trouve une grande quantité de *mousse* qui ne diffère que par sa couleur noirâtre de celle qu'on trouve, lorsqu'on examine le cœur immédiatement après la mort.

L'oreillette et le ventricule gauche contiennent des caillots et de nombreuses bulles d'air. Les veines pectorales contiennent des bulles d'air.

DEUXIÈME EXPÉRIENCE.

Introduction spontanée de l'air par une ouverture pratiquée à la veine jugulaire d'un cheval ; mort 25 minutes après ; *autopsie 24 heures après la mort;* les cavités droites du cœur contenaient des caillots au-dessus desquels il y avait une grande quantité de bulles d'air et un peu de *sang écumeux.* Les cavités gauches étaient vides, quelques bulles d'air adhéraient à leurs parois.

Sur un cheval, on ouvre à la partie inférieure du cou la veine jugulaire. L'air s'introduit aussitôt par cette ouverture, en produisant un bruit à peu près semblable à celui que l'on entend habituellement. La respiration s'accélère ensuite, puis l'animal tombe, se débat, et meurt 25 minutes après le commencement de l'expérience.

Autopsie 24 heures après la mort. Les cavités droites du cœur étaient remplies de caillots autour desquels existaient une grande quantité de bulles d'air et une petite quantité de *sang écumeux.*

Les cavités gauches ne contenaient pas de caillots ni de sang écumeux, mais quelques bulles d'air adhéraient à leurs parois.

TROISIÈME EXPÉRIENCE

Faite en présence de MM. Chervin (1), Poiseuille et Lucien Boyer.

Introduction spontanée de l'air par une ouverture faite à la partie inférieure de la veine jugulaire d'un cheval; mort 17 minutes après; *à l'ouverture faite 24 heures après*, les cavités droites du cœur étaient distendues et contenaient du *sang écumeux* et des caillots.

Sur un cheval, on ouvre la veine jugulaire droite à la partie inférieure du cou, et aussitôt l'air s'introduit dans ce vaisseau en produisant un bruit de glouglou très fort. Au bout de 4 minutes, la respiration devient très fréquente. 8 minutes après le commencement de l'expérience, l'animal tremble, chancelle et s'agenouille, puis tombe sur le côté. A partir de ce moment, gêne extrême de la respiration, gémissemens; excrétion de l'urine; extension de la tête; mouvement convulsif des yeux; expirations convulsives; l'animal meurt enfin, 9 minutes après sa chute.

Autopsie 24 heures après la mort. Les cavités droites du cœur étaient distendues; elles contenaient de l'air libre, *du sang écumeux* et beaucoup de caillots.

Les cavités gauches contenaient quelques bulles d'air, ainsi que les veines de la convexité du cerveau.

APPLICATION A LA MÉDECINE LÉGALE.

Considérée sous le rapport physiologique et chirurgical, la question qui nous occupe me semble fort éclairée par les faits observés sur l'homme, et surtout par les expériences réitérées

(1) J'éprouve une bien vive satisfaction à témoigner publiquement ma gratitude à mon collègue M. Chervin, pour l'appui et les encouragemens qu'il m'a donnés pendant le cours de mes expériences (voir la note qu'il a publiée dans la *Gazette des Hôpitaux* du 10 février 1838, n° 18, page 71).

un grand nombre de fois sur les animaux vivans et sur les cadavres. *Voyons s'il ne serait pas possible de tirer parti de ces résultats, en les appliquant à la médecine légale.*

Evidemment, si on trouve les cavités droites du cœur distendues par du *sang écumeux,* après une blessure des veines jugulaires ou sous-clavières; si le blessé n'a pas perdu une grande quantité de sang, on peut dire que c'est l'introduction de l'air dans le cœur qui a déterminé la mort.

Tandis que si l'air contenu dans ces cavités n'est pas coloré, écumeux, mêlé au sang et qu'il s'échappe en masse, on peut dire qu'il s'est introduit après la mort.

A cette occasion, je crois utile de rappeler l'anecdote suivante: à l'époque où je faisais des expériences sur les chevaux, à Montfaucon, beaucoup de curieux y assistaient; ils étaient étonnés de la rapidité avec laquelle on faisait mourir ces animaux par l'introduction de l'air dans les veines. Parmi eux, se trouvait un peintre en bâtimens d'une humeur fort joviale et qui ne tarissait pas en plaisanteries de toutes sortes.

Il dit à un de ses camarades qu'il prenait habituellement pour son plastron. « Quand tu seras las de ta femme, et que » tu voudras t'en débarrasser, tu n'auras qu'à lui souffler dans » la veine, *ni vu, ni connu.* » Sentant toute la portée d'une pareille plaisanterie, je dis avec intention que nous avions le moyen de reconnaître le fait.

L'état de distension des cavités droites du cœur, après avoir laissé échapper l'air qu'il contenait, serait un caractère fort important, s'il était constant.

J'avoue bien volontiers que cette partie de mes recherches laisse beaucoup à désirer et qu'il serait utile, sous tous les rapports, de poursuivre ce que je n'ai fait qu'ébaucher.

EXPLICATION DU PHÉNOMÈNE PAR DES EXPÉRIENCES SUR LES ANIMAUX VIVANS.

D'après les expériences sur les cadavres, on voit que l'introduction de l'air dans une veine blessée près de la partie supérieure de la poitrine est un phénomène physique et presque de pure mécanique, c'est un mécanisme de soufflet, opéré par une pression extérieure sur les cavités droites du cœur.

Le phénomène est le même sur les animaux vivans; c'est, je pense, le jeu de la poitrine seul qui détermine l'aspiration de l'air. Je me suis du reste assuré de ce fait par des expériences directes, et que je vais rapporter.

EXPÉRIENCES SUR LES CHIENS.

PREMIÈRE EXPÉRIENCE.

Introduction spontanée de l'air par une ouverture faite à la partie inférieure de la veine jugulaire; on a ensuite ouvert le *côté droit du thorax;* tant que cette ouverture était béante, l'air ne s'introduisait pas dans la veine; mais dès qu'on la fermait, le phénomène recommençait.

Sur un petit chien, on met à découvert, à 4 heures 20 minutes, la veine jugulaire droite à la partie supérieure du cou; le flux et le reflux se font apercevoir. En pressant la poitrine pendant l'expiration, le sang reflue très haut.

A 4 heures 29 minutes, on ouvre la veine jugulaire près de la faciale. Écoulement de sang qui a une coloration différente lorsqu'il vient du bout inférieur ou du bout supérieur.

A 4 heures 34 minutes, on découvre la jugulaire à un pouce de la poitrine; *en bouchant les narines* de l'animal, il fait une forte inspiration et la veine s'aplatit et se plisse. On aperçoit deux mouvemens dans la veine, l'un produit par l'inspiration et l'expiration, l'autre oscillatoire, produit par la contraction de l'oreillette droite. Plus la respiration est étendue, plus le flux et le reflux sont évidens.

A 4 heures 43 minutes, on pique la jugulaire près de la poitrine, bruit de lapement très fort. Ce bruit cesse bientôt, et reparait avec une grande intensité *lorsqu'on bouche les narines*. En pressant le ventre et la poitrine de l'animal, on fait sortir, par l'ouverture faite à la jugulaire, de l'air et du sang.

A 4 heures 45 minutes, la respiration s'accélère. Agitation. On met à découvert le côté droit du thorax. L'air ne s'introduit pas par l'ouverture béante de la veine. En bouchant l'ouverture de la poitrine, le bruit caractéristique de l'introduction de l'air dans les veines se fait de nouveau entendre, soit qu'on mette l'animal debout, soit qu'on le couche horizontalement; en fermant l'ouverture de la poitrine, le bruit cesse et reparait encore, comme précédemment.

17 *minutes* après l'ouverture du côté droit de la poitrine, l'animal meurt à la suite de mouvemens convulsifs.

DEUXIÈME EXPÉRIENCE.

Introduction spontanée de l'air par une ouverture faite à la partie inférieure de la veine jugulaire droite d'un chien ; *ouverture du côté droit de la poitrine*; tant qu'elle est béante l'air n'entre pas dans la veine; mais dès qu'on la ferme, il s'introduit avec bruit de lapement. Après avoir répété plusieurs fois cette expérience, l'animal est mort. Les cavités droites du cœur seules étaient remplies de sang écumeux.

Sur un chien de petite taille, on a mis à découvert la veine jugulaire droite, et on a remarqué que la compression de la poitrine augmentait l'étendue du reflux du sang, tandis que lorsqu'on rendait l'inspiration plus grande en bouchant les narines de l'animal, la veine se plissait, s'aplatissait en ruban et devenait blanche.

A 4 heures 37 minutes, on a ouvert cette veine dans le milieu de sa longueur. Aucun phénomène n'a eu lieu; un instant après, on l'a ouverte plus bas, dans le point où avait lieu le reflux du sang, et aussitôt le bruit de lapement s'est fait entendre, l'animal s'est agité. En bouchant les narines, ce bruit a augmenté de force, et pendant l'expiration il sortait, par l'ouverture de la veine, de grosses bulles d'air.

A 4 heures 40 minutes, on a ouvert le côté droit de la poitrine, afin de faire voir que l'entrée de l'air dans une veine n'a lieu que par l'aspiration exercée par la dilatation des parois thoraciques. En effet, tant que cette ouverture était béante, l'air n'entrait pas dans la veine; mais dès qu'on la fermait avec la main, il s'introduisait avec bruit de lapement.

A 4 heures 45 minutes, l'animal est mort.

Autopsie. Le cœur était dilaté comme dans les précédentes expériences. A l'ouverture des cavités droites, il en est sorti du sang écumeux.

§ TROISIÈME EXPÉRIENCE.

Introduction spontanée de l'air par une ouverture faite à la partie inférieure de la veine jugulaire droite; on ouvre ensuite le côté droit de la poitrine; tant que cette ouverture est béante, l'air n'entre pas dans la veine; mais dès qu'on la ferme il s'y introduit avec bruit, même *après qu'on a lié la racine du poumon.* On ouvre ensuite la veine cave supérieure, le côté droit de la poitrine étant ouvert; l'air ne s'y introduit pas, il n'en sort que du sang.

Sur un jeune chien braque, de moyenne taille, on met à découvert la veine jugulaire droite à sa partie supérieure. La faciale est également mise à nu et on la pique; la coloration du sang est à peu de chose près la même, soit qu'il vienne du bout supérieur, soit qu'il vienne du bout inférieur. Le flux et le reflux du sang sont évidens dans cette veine. Ensuite, on isole dans la plus grande partie de son étendue et de son calibre la veine jugulaire; dans l'inspiration elle s'aplatit beaucoup et se fronce. L'animal est mis dans la position verticale et on ne voit plus le flux et le reflux du sang. On remet l'animal dans la position horizontale et on pique la jugulaire très près de la poitrine, dans le point où on aperçoit les mouvemens du sang, produits, l'un par la respiration, l'autre par l'oreillette droite. Le bruit de lapement se fait entendre plusieurs fois. On remet l'animal dans la position verticale et alors le bruit est plus manifeste.

On ouvre le côté droit de la poitrine et pendant que cette ouverture est libre, l'air ne s'introduit pas par la veine; mais dès qu'on la bouche, on entend de nouveau le bruit de lapement caractéristique. Un instant après, on lie la racine du poumon, on ferme la poitrine de ce côté et les mêmes phénomènes ont lieu. Enfin, pendant que l'animal vit encore, on met à découvert la veine cave supérieure et on la pique. Il en sort du sang par un jet continu, et *on ne voit rien qui annonce qu'il s'y introduise de l'air;* l'animal meurt un instant après.

CAUSES DE L'ENTRÉE DE L'AIR DANS LES VEINES.

L'adhérence des parois veineuses à leurs gaînes celluleuses, là où elles forment des canaux, indiquée par M. Bérard aîné, le flux et le reflux du sang par le jeu de la respiration, sont, d'après mes expériences, les deux seules causes de l'introduction spontanée de l'air dans les veines blessées près de la partie supérieure de la poitrine.

L'action de l'oreillette qui, en chassant le sang, produit une oscillation dans le sang qui reflue dans les veines caves, ne me paraît prendre aucune part au phénomène de l'introduction de l'air dans les veines, sur lesquelles on remarque ce qu'on appelle *le pouls veineux*.

On désigne sous ce nom le reflux du sang dans les veines jugulaires et sous-clavières. Ce phénomène est très distinct sur les jugulaires des personnes maigres, lorsque la respiration est difficile, embarrassée, dans les maladies du cœur surtout, et chez les agonisans.

Le pouls veineux ou le reflux du sang est très facile à observer sur les animaux. On le voit distinctement sur les veines jugulaires et sous-clavières à quelque distance de la poitrine. Dans les grands mouvemens d'expiration, le reflux monte quelquefois très haut, quand les courans circulatoires sont libres ; mais lorsqu'on empêche le sang d'arriver, le reflux ne monte qu'à un ou deux pouces de la première côte.

Ce phénomène du reflux du sang est particulièrement déterminé par la compression de l'oreillette droite et des veines caves par le poumon, pendant le mouvement d'expiration. La contraction de l'oreillette produit un mouvement d'oscillation bien distinct et bien différent du grand reflux produit par la pression des parois thoraciques.

D'après ce qui précède, sur les causes qui déterminent l'introduction spontanée de l'air dans les veines, on peut établir :

1° Que pour première condition, il faut que la veine ouverte soit béante dans un point de son étendue où a lieu le reflux du sang ;

2° Que le mouvement d'aspiration de l'air ait lieu;

3° Que plus l'inspiration est forte et plus le phénomène de l'introduction de l'air est marqué.

QUATRIÈME PARTIE.

DÉDUCTIONS PRATIQUES.

Maintenant que le fait me semble établi d'une manière incontestable, il n'est pas inutile, je crois, d'indiquer la marche à suivre pour apprendre à reconnaitre l'accident le plus formidable qui puisse arriver pendant une opération chirurgicale. Dans ce but, il faut étudier le phénomène sur le cadavre et sur les animaux vivans pour bien s'en rendre compte, afin de se convaincre d'abord et de se familiariser ensuite avec les moyens de le prévenir et de le détruire s'il est possible, quand une fois il est produit.

IMPORTANCE DE LA CHIRURGIE EXPÉRIMENTALE.

La possibilité de l'introduction de l'air dans les veines pendant une opération chirurgicale et la gravité de cet accident, *prouvent la nécessité de la chirurgie expérimentale,* comme l'introduction de l'air dans la poitrine, comme toutes les grandes questions de chirurgie, celles surtout qui ont trait aux hémorrhagies traumatiques.

A l'époque actuelle, les vivisections devraient être le complément indispensable d'une bonne éducation médicale; les cadavres, les bons exemples ne suffisent pas. Entre les opérations sur le cadavre et sur les animaux vivans, il y a autant de différence qu'entre la petite guerre et la guerre véritable. On ne s'aguerrit qu'en faisant la guerre ; on ne devient chirurgien qu'en opérant sur le vivant. L'expérimentation doit donc être le complément des études physiologiques et chirurgicales.

Pour connaître et maîtriser les accidens qui peuvent arriver pendant une opération chirurgicale, il faut se familiariser avec eux, et pour cela il n'y a qu'un moyen sûr, c'est de faire des expériences sur les animaux vivans. Les vétérinaires ne suivent pas d'autre marche. C'est un devoir, pour un chirurgien consciencieux, d'être au courant des faits nouveaux ; de les étudier et de les répéter même, pour les apprécier et en profiter. Il faut donc faire souvent de la chirurgie expérimentale. C'est, du reste, un bon moyen pour se fortifier et pour acquérir l'aplomb et le sang-froid nécessaires à un chirurgien opérateur.

PRÉVOIR DANS QUEL CAS L'ACCIDENT PEUT ARRIVER.

D'après les faits observés sur l'homme et les expériences comparatives sur les animaux vivans et les cadavres, le fait me semble hors de doute; maintenant, voyons les inductions qu'on en peut tirer pour la pratique de la médecine opératoire.

Il est établi, d'après les faits malheureux déjà observés et par les expériences, que l'accident n'est vraiment à redouter que lorsqu'on pratique des opérations *sur le cou, la partie supérieure de la poitrine, l'aisselle et l'épaule.* Enfin, c'est particulièrement au-dessus et au-dessous de la clavicule, dans une région assez circonscrite où s'observe le flux et le reflux du sang ou le pouls veineux; mais l'état particulier des veines dans les tumeurs et l'étendue plus ou moins grande de la respiration peuvent faire varier et étendre un peu au-delà la possibilité du phénomène en question, comme tendent à le prouver quelques-uns des faits que nous avons cités.

Dans l'état actuel de la science, lorsqu'on pratique une opération grave, on n'est guère préoccupé que d'un seul genre d'accidens, c'est l'hémorrhagie ; toutes les précautions sont prises pour l'empêcher ; mais dorénavant, la possibilité de l'introduction de l'air dans les veines étant bien démontrée, il faudra se précautionner aussi contre ce genre d'accidens qui est plus redoutable encore que l'hémorrhagie.

Ainsi, toutes les fois qu'on opérera dans le voisinage des veines jugulaires, sous-clavières, et même des axillaires, le chirurgien devra se tenir sur ses gardes et prendre ses précautions. La meilleure, selon nous, consiste à comprimer le tronc veineux principal, entre le cœur et la partie sur laquelle on opère; c'est aussi ce que l'on fait pour prévenir l'hémorrhagie. Dans un cas, c'est pour empêcher le cœur de donner du sang; dans l'autre, c'est pour l'empêcher de recevoir de l'air.

PRÉCEPTES APPLICABLES A DES CAS SPÉCIAUX.

Appliquons ce précepte à des cas spéciaux et commençons par l'opération la plus simple et la plus commune, la saignée de la jugulaire. D'après mes recherches sur le phénomène de l'introduction spontanée de l'air dans les veines et nos expériences directes sur la saignée de la jugulaire, il résulte que l'accident n'est en général à craindre, que lorsqu'on ouvre cette veine très bas, là où le reflux est le plus évident, et encore l'accident ne peut avoir lieu si on comprime constamment au-dessous de l'ouverture, et il faut encore qu'il y ait un parallélisme complet entre l'ouverture de la peau et celle de la veine. Ces préceptes ont été parfaitement indiqués par M. le baron Larrey, dans sa Clinique chirurgicale, t. 1er, page 357.

Dans les maladies du cœur, comme me l'a fait judicieusement remarquer, tout récemment, mon confrère et ami, le docteur Lombard, de Liége, on doit redouter davantage cet accident, parce que le pouls veineux, dans ces cas, remonte beaucoup plus haut.

Lorsqu'on pratique la ligature de l'artère carotide à la partie inférieure du cou, l'accident est à craindre si on blesse la veine jugulaire interne; pour le prévenir on doit, par précaution, faire comprimer cette veine aux deux extrémités de la plaie. Cette précaution a encore l'avantage de favoriser la recherche de l'artère carotide.

Lorsqu'on opère une tumeur dans cette région, on doit prendre les mêmes précautions sur les veines jugulaires, internes et externes.

On doit agir de même, pour les veines axillaires et sous-clavières, quand on fait la ligature des artères correspondantes, quand on opère sur l'épaule ou dans l'aisselle, et enfin quand on opère un énorme cancer du sein, ou mieux, quand le cancer ou la tumeur avoisinent les veines sous-clavières et axillaires.

Sans doute, la possibilité de l'introduction de l'air dans les veines étant bien démontrée, la crainte d'un pareil accident rendra peut-être trop timides et trop circonspects beaucoup de chirurgiens, et toutes les fois qu'une opération pourra les exposer à un accident aussi grave, ils reculeront devant le danger.

On ne peut blâmer cette grande réserve des chirurgiens des petites localités, car la jalousie exploite le moindre insuccès; mais, dans ce cas, ils doivent appeler des chirurgiens habitués à la pratique des grandes opérations : pour ceux-là, je ne crains pas de le dire, une pratique timide et trop réservée en présence des cas les plus graves de la chirurgie est aussi funeste que la témérité de quelques autres. D'ailleurs, il est un moyen de se fortifier, c'est de répéter l'opération sur les animaux, quelques jours avant de la pratiquer sur l'homme. C'est un conseil que je donne aux chirurgiens consciencieux et dont ils tireront un grand profit.

MOYENS A EMPLOYER LORSQUE L'ACCIDENT EST ARRIVÉ.

Supposons qu'on n'ait pris aucune précaution contre l'introduction de l'air, ou que, malgré ces précautions, l'accident ait lieu, qu'il soit bien reconnu par l'opérateur, et qu'il ne soit encore entré que peu d'air. A l'instant, il doit empêcher la continuation du phénomène, en fermant l'ouverture, et puis faire ressortir l'air, s'il est possible.

La première indication est, en général, facile à remplir; il n'en est pas de même de la seconde.

Pour la première, rien de plus simple que de boucher l'ouverture avec le doigt.

Pour la deuxième, le moyen le plus simple et le plus rationnel consiste à favoriser la sortie de l'air. Dans ce but, il faut placer le malade de manière que l'ouverture de la veine soit supérieure et comprimer le ventre et la poitrine pendant l'expiration à plusieurs reprises; au même instant, on cesse de comprimer l'ouverture de la veine et on la referme au moment où on cesse de favoriser l'expiration, ou simplement, il faut favoriser l'expiration à plusieurs reprises.

Si les symptômes cessent, on doit fermer définitivement l'ouverture de la veine, soit par la torsion, soit par la ligature.

Si on ne voulait pas obturer la veine par l'un des deux moyens précédens et qu'on pût craindre que la compression ne fût insuffisante, il faudrait disséquer le vaisseau, afin de détruire sa canalisation et de favoriser l'aplatissement de ses parois.

Supposons maintenant qu'il soit entré beaucoup d'air et que les phénomènes persistent; si le malade ne revient pas à lui, il faut se hâter d'introduire profondément un tube armé d'une seringue vide, une sonde de femme, par exemple, jusque dans l'oreillette. On pourrait aussi, à défaut de seringue, faire l'aspiration avec la bouche, en prenant toutes les précautions convenables pour empêcher l'entrée de l'air par la sonde, c'est-à-dire, en fermant la sonde avec le doigt ou avec un bouchon.

Si c'est une petite veine, ou une veine secondaire se rendant aux jugulaires, ou aux sous-clavières, il faut ouvrir la jugulaire droite, pour agir avec plus de facilité.

D'après les faits observés sur l'homme, on trouve que c'est lorsqu'il est entré peu d'air que l'accident n'a pas été funeste.

Supposons maintenant qu'il soit entré beaucoup d'air, avant qu'on ait soupçonné le phénomène, ou que l'introduction se soit faite rapidement; alors les moyens que nous avons proposés étant insuffisans, il faut, après les avoir employés cependant se hâter d'introduire un tube dans la veine aussi loin que possible, jusque dans l'oreillette et faire l'aspiration avec la bouche si on n'a pas de seringue; on doit faire deux ou trois aspirations, puis retirer le tube et fermer l'ouverture avec soin; si les phénomènes cessent, on doit fermer définitivement l'ouverture de la veine, soit par la torsion ou la ligature. On doit en même temps employer tous les moyens qu'on met en usage dans la syncope, faire respirer du vinaigre, frotter les membres, etc.

Nous devons avouer, que par l'aspiration avec un tube, quelque chose qu'on fasse, on retire toujours beaucoup plus de sang que d'air, quelles que soient la direction de la sonde et la profondeur à laquelle elle pénètre. Mais alors il faut repousser la plus grande partie de ce sang et aspirer de nouveau, comme nous l'avons fait dans quelques expériences.

Dans le cas où une blessure, volontaire ou involontaire, du cou, de l'aisselle ou de la poitrine, aurait déterminé l'accident de l'introduction de l'air dans les veines, il faudrait se conduire absolument d'après les préceptes que nous avons indiqués, lorsque l'accident arrive pendant une opération.

De tout ce que nous venons de dire sur les préceptes pratiques applicables à l'introduction spontanée de l'air dans une veine blessée, il résulte :

Que l'accident n'est possible que dans le voisinage de la partie supérieure de la poitrine, là où s'observe le reflux du sang.

Que le chirurgien, toutes les fois qu'il opère dans ces régions, doit être sur ses gardes et prendre ses précautions pour empêcher le phénomène, lors même qu'une veine canalisée serait ouverte beaucoup plus loin. Dans ce but, il doit faire comprimer le tronc veineux, entre le cœur et la partie sur laquelle il opère.

Que, lorsque l'accident est arrivé, l'opérateur doit s'empresser d'empêcher la continuation du phénomène, en bouchant le tronc veineux et en favorisant l'expulsion de l'air, par les divers moyens que nous avons conseillés.

PRÉCEPTES APPLICABLES AUX FAITS OBSERVÉS SUR L'HOMME ET SUR LES ANIMAUX.

Mais pour plus de précision et pour tracer la conduite à tenir dans des cas analogues à ceux qui ont été observés, appliquons par la pensée les préceptes que je viens d'indiquer aux faits les mieux constatés sur l'homme.

Dans le fait de Beauchêne, rien n'eût été plus simple que de boucher l'ouverture, si l'on n'eût pas méconnu le phénomène; *mais n'oublions pas que c'est le premier fait constaté sur l'homme.* Si ce fait se représentait, il faudrait tâcher de prévenir l'accident avec les précautions que nous avons indiquées; s'il avait lieu cependant, il faudrait se hâter de boucher l'ouverture, de presser doucement le ventre et la poitrine, d'élever le malade pour favoriser la sortie de l'air pendant l'expiration, et de boucher l'ouverture pendant l'inspiration. On devrait faire la même chose deux ou trois fois, pendant qu'on apprêterait un tube et une seringue. Dès qu'on se serait procuré ces instrumens, on pourrait introduire facilement le tube dans la veine largement ouverte à une ligne de la sous-clavière, et faire l'aspiration avec la seringue, comme nous l'avons dit.

Dans le fait de Dupuytren, *c'était une veine canalisée :* je pense qu'en pareil cas on pourrait prévenir l'accident en comprimant la jugulaire externe à son embouchure dans la sous-clavière. Si l'accident arrivait cependant, on devrait de prime-abord boucher l'ouverture, et essayer de faire ressortir l'air par la blessure de la veine, en favorisant l'expiration par la pression, comme nous l'avons dit.

Si les accidens persistaient, on devrait s'empresser d'ouvrir la jugulaire du même côté (droit) et faire l'aspiration avec une seringue et un tube.

Dans le fait de Delpech et le deuxième de M. Roux, *l'extirtirpation du bras.* Je pense qu'on peut prévenir l'accident, en comprimant soigneusement la veine axillaire et même la sous-clavière, et en supposant que le phénomène ait lieu malgré cette précaution, on devrait boucher l'ouverture par laquelle pénètre l'air.

Si les accidens augmentaient, on ne devrait pas hésiter à ouvrir la jugulaire externe droite, et à employer les moyens propres à extraire l'air introduit.

Lorsqu'il s'agit de tumeurs de l'aisselle ou de l'épaule, il faut se conduire absolument de la même manière.

Dans les cas de cancers du sein, lorsque la maladie avoisine les veines axillaires ou sous-clavières, on doit prendre les mêmes précautions que nous avons indiquées, c'est-à-dire pour éviter l'accident, commencer par faire comprimer les veines principales, si on redoute des veines canalisées ou des veines trop rapprochées des troncs; si l'accident arrivait comme dans les observations de MM. Clémot, page 130, Waren, page 144, et Goulard, page 147, on devrait se hâter de fermer l'ouverture, faire ressortir l'air en favorisant l'expiration par la pression, et si les accidens persistaient, on ne devrait pas hésiter à ouvrir la veine jugulaire externe droite, afin d'aspirer l'air. Les mêmes remarques s'appliquent aux veines mammaires internes et intercostales supérieures, non loin de leur embouchure.

Lorsqu'on redoute des veines profondes entourées par des ganglions, il vaut mieux écraser ces ganglions que de les extirper. Si j'avais suivi ce précepte, l'accident qui m'est arrivé n'aurait pas eu lieu, ainsi qu'à beaucoup d'autres opérateurs.

Dans le fait rapporté trop brièvement par M. Putégnat, une saignée de la jugulaire chez un apoplectique. Sans doute la saignée a été faite avec trop peu de précautions, et le phénomène de l'introduction de l'air a eu lieu, parce qu'on a piqué la veine trop bas et qu'on n'avait pas comprimé convenablement au-dessous. Dans un cas pareil, il faudrait d'abord ne pas agir avec précipitation et chercher à éviter la faute, en faisant l'ouverture de la veine plus haut et en comprimant avec soin au-dessous. Si enfin l'accident avait lieu, il faudrait se hâter de fermer l'ouverture et de faire ressortir l'air comme nous l'avons indiqué précédemment, et si les accidens persistaient, on devrait introduire un tube par l'ouverture de la veine, aspirer l'air et fermer ensuite la plaie, par une suture analogue à celles qu'emploient les vétérinaires.

Ces remarques peuvent s'appliquer aussi aux mêmes accidens observés sur les animaux, comme on le voit par le fait de M. Bouley.

Dans les cas de tumeurs de la face et de la partie supérieure du cou, comme dans les observations de MM. Mott et Waren, il faudrait se conduire absolument d'après les principes que nous avons indiqués.

Dans les observations de MM. Clémot, pages 155 et 156, Malgaigne, page 167, Rigaud, page 168 et dans la mienne, page 171, on a fait ce qui était indiqué; l'accident étant arrivé, on a promptement fermé l'ouverture et lié le vaisseau. En pareil cas, il faudrait faire mieux encore, tâcher de le prévenir en prenant les précautions que nous avons indiquées, c'est-à-dire en comprimant entre le cœur et la partie sur laquelle on opère, ou en écrasant les tumeurs qui recèlent des veines canalisées.

En résumé, la marche à suivre lorsqu'on opère près du sommet de la poitrine est suffisamment tracée, je crois, par les réflexions que nous venons de faire sur les accidens déjà arrivés. Il est évident, qu'avec la prudence et la réserve qui doivent caractériser les chirurgiens opérateurs, ils préviendront désormais beaucoup de ces accidens, et lors même qu'ils arriveraient, on les maîtriserait comme les hémorrhagies dès qu'on les reconnait. Mais il importe, bien plus que pour les hémorrhagies, de prévenir cet accident, car il est infiniment plus redoutable.

Enfin, supposons le cas où on serait appelé pour une blessure du cou, qui aurait déterminé l'accident de l'introduction de l'air dans le cœur; lors même que le phénomène n'aurait plus lieu, ou ne serait pas indiqué par du sang écumeux à l'ouverture de la veine, on doit le supposer toutes les fois que ces vaisseaux sont ouverts dans la région dangereuse, et surtout lorsque le blessé a perdu peu de sang. Dans ce cas, il faudrait promptement employer les moyens indiqués, lors même que le blessé ne donnerait que quelques faibles signes de vie. On commencerait par lui donner une situation convenable; puis, après avoir enlevé le sang et les caillots de la plaie, on presserait la poitrine et le ventre pendant qu'on ferait disposer un tube et une seringue, et on emploierait aussi tous les moyens propres à réveiller la sensibilité, comme les frictions et les odeurs fortes, la titillation des narines, etc.

Dans le cas où la blessure aurait intéressé les veines pectorales ou axillaires, il faudrait ouvrir la veine jugulaire externe droite, et employer les mêmes moyens.

Ce qu'on vient de lire, relativement aux blessures de la région dangereuse, a été écrit avant que j'eusse connaissance des faits de MM. Handyside et Pellis.

S'il se présentait un cas semblable au fait de M. Handyside (page 196), on devrait d'abord comprimer la poitrine et le ventre, pour chasser l'air du cœur et le diviser; par ce moyen, en faisant refluer l'air par les veines ouvertes, on pourrait acquérir la preuve que ce fluide a pénétré par les veines; mais avant de cesser la compression, on devrait placer un doigt sur la veine ouverte, afin d'empêcher l'aspiration de l'air par l'élasticité de la poitrine. Dès qu'on s'est assuré que l'air s'est introduit dans le cœur, on doit se hâter d'aspirer ce fluide avec un tube quelconque.

Dans un cas pareil à celui de M. Pellis (page 201), il faudrait se hâter de *boucher les veines ouvertes pour prévenir l'entrée de l'air*; on obtient ce résultat d'abord avec un ou plusieurs doigts, puis on peut les remplacer avantageusement en étreignant le vaisseau avec des pinces à torsion qu'on laisse fixées à demeure, pendant qu'on fait la torsion des autres vaisseaux, comme je l'ai déjà indiqué dans les Mémoires de l'Académie royale de médecine 1835, tome 5, page 68, hémorrhagies traumatiques.

RÉSUMÉ GÉNÉRAL.

De tout ce qui précède, nous pensons être en droit de conclure :

1° Que le phénomène de l'introduction spontanée de l'air dans les veines blessées, et son danger, sont désormais incontestablement établis d'après des observations sur l'homme et sur les animaux, ainsi que par les vivisections et les expériences cadavériques ;

2° Que cet accident est grave et d'autant plus redoutable, que le malade fait de plus grandes inspirations, lorsqu'il est déjà affaibli par la douleur et la perte de sang ;

3° Que la mort subite est le résultat de la distension des cavités droites du cœur, ou en d'autres termes de l'interruption de la circulation ;

4° Que la médecine légale pourra, peut-être, tirer parti de ce fait nouveau pour distinguer si l'air contenu dans le cœur s'est introduit pendant la vie ou après la mort ;

5° Que l'introduction de l'air par une veine blessée dans le voisinage du sommet de la poitrine a lieu uniquement par l'inspiration ;

6° Que le moyen sûr d'empêcher l'accident d'avoir lieu quand on pratique une opération chirurgicale dans cette région du corps, c'est de faire comprimer la veine principale entre le cœur et la partie sur laquelle on opère ;

7° Que, lorsque l'accident arrive, il faut le faire cesser le plus promptement possible, en bouchant l'ouverture de la veine ;

8° Que, lorsque le malade ne revient pas promptement à lui, il faut employer tous les moyens que nous avons indiqués page 230.

9° Que dorénavant les chirurgiens devront s'exercer à reconnaître cet accident en faisant des expériences sur les cadavres et sur les animaux vivans, afin d'être en mesure de prévenir et de remédier autant que possible à ce terrible accident.

ADDITION.

MORTS SUBITES APRÈS L'ACCOUCHEMENT, ATTRIBUÉES A L'ENTRÉE DE L'AIR DANS LES VEINES.

Au moment de terminer l'impression de cet ouvrage, j'ai assisté par hasard à une séance du comité médical de l'association protestante de prévoyance, dont j'ai l'honneur de faire partie comme chirurgien consultant. Après avoir entendu la lecture du procès-verbal de la séance précédente dans laquelle MM. Henry, Duhamel, Charpentier, Camus, Cordier et La Corbière avaient cité plusieurs faits de morts subites à la suite de l'accouchement, sans qu'on pût attribuer la mort à l'hémorrhagie, j'ai pensé qu'on pourrait peut-être expliquer ces morts subites par l'introduction de l'air dans les veines, et M. le docteur Vosseur, qui avait la même idée, nous donna lecture des observations de Legallois.

Voici ce que dit M. Legallois fils, dans un mémoire sur les maladies occasionnées par la résorption du pus, inséré dans le *Journal hebdomadaire du* 25 *janvier* 1829.

« Dans le cours d'une longue suite d'expériences sur les » questions les plus délicates de la pratique des accouchemens » et de la physiologie du premier âge, mon père a vu trois » fois l'air pénétrer dans le système sanguin par les veines » utérines et occasionner instantanément la mort des femelles. » J'extrais de son mémoire inédit le détail de ces observations » curieuses. Une femelle de lapin éprouva, après la parturi- » tion, deux renversemens successifs et complets de la matrice » qui ne fut réduite qu'avec beaucoup de peine. Je l'avais pla- » cée près de moi, dit mon père, pour observer si cet acci- » dent ne reparaîtrait pas. Elle était assez bien remise et » commençait à manger, lorsque vingt-deux heures après » l'accouchement je l'entendis tout à coup se débattre con- » vulsivement; elle expira en moins de trois minutes.) Je trou- » vai l'oreillette droite du cœur pleine de bulles d'air; les » deux veines caves antérieures et l'artère pulmonaire n'en » contenaient que dans le voisinage du cœur; mais la veine » cave postérieure en était remplie, et en la suivant dans le » ventre, je trouvai qu'elle en contenait jusqu'au lieu où elle » reçoit les veines des cornes de la matrice et point au-delà. » Ces veines en étaient elles-mêmes remplies, surtout la plus » grosse de la corne droite. Cette corne, qui était d'un rouge » foncé et un peu livide, présentait à sa surface intérieure » plusieurs boursoufflures pleines d'air. La gauche, qui n'a- » vait pas été renversée, n'avait ni cette apparence, ni ces » boursoufflures, et cependant ses veines contenaient aussi des » bulles d'air. Du reste, la matrice et ses deux cornes étaient » à peu près dans leur situation naturelle et la réduction en

» avait été complète. Ce n'est pas la seule fois que j'ai vu l'air » passer ainsi des cornes de la matrice dans la veine cave. » J'ai rencontré la même chose dans deux autres cas. Dans » ceux-ci, il n'y avait point eu de renversement de matrice; » les femelles avaient été expérimentées par hémorrhagie; » celle dont on vient de lire l'observation l'avait été par ab- » stinence. Je ne m'arrêterai pas à rechercher si l'abstinence » et l'hémorrhagie ont contribué à cette absorption de l'air » dans les veines; mais je ferai remarquer que bien des fois » à la suite d'accouchemens laborieux on a vu des femmes » périr subitement et au moment où on s'y attendait le moins. » (Dans l'espace de six ans, disait M. Chomel, dans une de » ses dernières leçons, *Clinique des Hôpitaux*, tom. 2, n. 39, » pag. 154, sur quatre cent cinquante individus morts à la » Charité, sept ont succombé d'une manière tout-à-fait inat- » tendue, sans que les recherches cadavériques les plus minu- » tieuses aient *rien fait découvrir qui pût expliquer* cette brus- » que et fatale terminaison. J'ai aussi observé ce terrible » accident dans ma pratique civile. Les sujets de ces obser- » vations *ont toujours été de jeunes femmes récemment accou- » chées*, dont l'état était en apparence des plus satisfaisans. » On a presque toujours attribué la mort, dans ces cas, à une » hémorrhagie interne; cette hémorrhagie en a sans doute été » souvent la véritable cause; mais je ne crois pas qu'on l'ait » vérifiée par l'examen du cadavre toutes les fois qu'on l'avait » soupçonnée. Ne se pourrait-il pas que la mort eût été due, » dans plusieurs de ces cas, à des bulles d'air qui avaient pé- » nétré de la matrice dans les vaisseaux sanguins? C'est un » point de pathologie qui mériterait singulièrement d'être » éclairci. Parmi les dangers que l'on signale comme pouvant » être produits par des manœuvres trop peu ménagées pen-

» dant l'accouchement, je ne sache pas qu'on ait fait mention » de celui-là, et ce serait cependant le plus redoutable de » tous. »

Ces faits et cette lecture me firent me rappeler que dernièrement en communiquant à l'Académie les observations de MM. Mayor et Pellis, pages 176 et 201, parmi les objections qui me furent adressées, il s'en trouvait une qui mérite d'être rapportée ici. M. Baudelocque, pour appuyer l'opinion de ceux qui prétendaient que l'air pouvait s'être introduit *après la mort*, dans le fait de M. Pellis, dit (*Gazette Médicale du* 1er *juin* 1839, *page* 346):

« Sur deux femmes mortes d'hémorrhagie après l'accouche- » ment, et qui furent ouvertes *cinq ou six heures* seulement » après la mort, j'ai trouvé, dit M. Baudelocque, une certaine » quantité de *gaz* dans le cœur et les principaux vaisseaux; » ne pourrait-on pas dire que les choses se sont passées ainsi, » par le fait de l'hémorragie chez le malade de la seconde » observation rapportée par M. Amussat (Pellis)? »

D'après ce qui précède, je suis porté à penser, contrairement à l'opinion de M. Baudelocque, que l'air s'est introduit pendant la vie, et non après la mort, comme il le suppose? Car il est bon de remarquer que les ouvertures ont été faites *cinq ou six heures* seulement après la mort.

Si on eût fait l'analyse du fluide, on aurait pu dire si c'était du gaz ou de l'air. Il est bien plus probable que c'était de l'air. Pour décider s'il s'est introduit pendant la vie, il aurait fallu constater s'il était libre ou combiné avec le sang, *sous la forme de mousse*. Dans des cas analogues, il faudrait se hâter de procéder à l'ouverture et de faire les observations indiquées, toutefois après avoir bien constaté la mort, par l'incision d'un orteil, par exemple.

De la discussion qui s'est élevée dans la réunion des médecins de la Société protestante de prévoyance, il résulte qu'après l'accouchement il importe de s'opposer aux causes qui peuvent favoriser l'introduction de l'air dans les veines de l'utérus : d'abord, en faisant rapprocher les cuisses, comme l'a judicieusement observé notre collègue M. Ledeschaut, et comprimer l'hypogastre avec un bandage de corps.

Dans le cours de notre discussion à l'Académie sur l'introduction de l'air dans les veines, j'avais rejeté les faits de Legallois, parce qu'ils s'éloignaient trop de ceux qui étaient arrivés dans la région dangereuse, et qu'ils ne pouvaient s'expliquer par la même loi. Mais en cherchant depuis à me rendre compte du phénomène de l'introduction de l'air dans les veines de l'utérus, j'ai pensé qu'on pourrait peut-être aussi l'expliquer par le même mécanisme que pour la région dangereuse, c'est-à-dire par les mouvemens respiratoires qui se font sentir jusques sur l'utérus par le flux et le reflux des intestins; on conçoit dès-lors que si l'utérus n'est pas revenu sur lui-même, comme une bouteille de caoutchouc vide, et que les vaisseaux de ses parois soient encore béans, on conçoit, dis-je, que l'aspiration de l'air peut avoir lieu comme au cou et dans la région dangereuse, sans doute moins facilement; mais dès qu'une bulle d'air est entrée, on comprend qu'un grand nombre d'autres peuvent pénétrer rapidement et produire les mêmes phénomènes qu'au cou.

Je livre à la hâte ces réflexions aux praticiens, afin d'éveiller leur attention, et de les engager à éclairer cette question importante.

BIBLIOTHÈQUE IMPÉRIALE IMPR.

BIBLIOGRAPHIE.

1667. REDI. — Opera. Tom. V.

1683. ANT. DE HEIDE. — Centuria observationum medicarum. Obs. 90.

1684. BRUNNER. — Ephem. naturæ curiosa. Dec. 3, an. 4, obs. 73.

1686. CAMÉRARIUS. — Ephem. naturæ curiosa. Dec. 2, an. 5, obs. 53.

1687. HARDERUS. — Appiarium observationibus medicis centum.

1697. BOHNIUS. — Circulus anatomico physiologic.

1707. MERY. — Mémoires de l'Académie des sciences. Pag. 167.

1714. LITTRE. — Mémoires de l'Académie des sciences. Pag. 330.

1740. BOERRHAVE. — Prælectiones Acad. Vol. II, p. 208.

1745. LANCISI. — Opera omnia. Cap. VI : De subitaneis mortibus.

1749. BROW LANGRISH. — Physical experimental upon brutes. (Traduit en français.)

1759. SPROEGEL. — Experimenta circa varia venena.

1760. MORGAGNI. — De sedibus et causis morborum. Epist. V.

1700. HALLER. — Elementa physiol. Tom. I, pag. 196.

1763. PRINGLE. — Maladies des armées. Pag. 385.

1771. PORTAL. — Œuvres. Tom. II, pag. 297.

1784. TISSOT — Traité des Nerfs. Tom. II, pag. 85.

1785. CHABERT. — Instruction sur les moyens de s'assurer de l'existence de la Morve.

1800. BICHAT. — Recherches physiologiques sur la vie et la mort.

1802. MAUNOIR. — Mémoires physiologiques et pathologiques sur l'Anévrisme. Pag. 270.

1806. Procès-verbaux de l'École vétérinaire d'Alfort. Page 9. (VERRIER.)

1811. NYSTEN. — Recherches de Physiologie et de Chimie pathologiques.

1815. BLUNDELL. — On the transfusion of blod. (Edimbourg.)

1820. Procès-verbaux de l'École vétérinaire d'Alfort. Pag. 22. (DUPUYTREN.)

1821. MAGENDIE. — Journal de Physiologie. Tom. I, pag. 80.

1821. PATISSIER. — Dictionnaire des Sciences médicales, article VEINES.

1823. LEROY-D'ETIOLLES. — Archives générales de Médecine. Tom. III, pag. 411.

1824. SANSON. — Archives générales de Médecine. Tom. V, pag. 442.

1825. VELPEAU. — Traité d'Anatomie chirurgicale. Tom. I, pag. 245.

1825. BARRY. — Recherches expérimentales sur les causes du Mouvement du Sang dans les Veines. (Lu à l'Institut le 8 juin 1825.)

1828. LEROY-D'ETIOLLES. — Journal de Physiologie. Tom. VIII, pag. 97.

1828. SAUCEROTTE. — Thèse de Strasbourg. N° 845.

1829. PIÉDAGNEL. — Journal de Physiologie. Tom. IV, pag. 80. Recherches sur l'Emphysème.

1829. LEGALLOIS. — Journal hebdomadaire. Tom. III.

1829. LARREY. — Journal hebdomadaire. Tom. III.

1830. BÉRARD aîné. — (Juin 1830.) Archives générales de Médecine. Pag. 169.

1830. POISEUILLE. — (27 sept. 1830.) Journal de Physiologie. Pag. 277.

1830. DELPECH. — Mémorial des hôpitaux du Midi. Avril 1830, n° 16, p. 231.

1830. CLÉMOT. — Lancette française. (30 novemb., tom. IV, n°. 24, pag. 95.)

1830. LARREY. — Clinique chirurgicale. Tom. I, pag. 357.

1831. BARLOW. — Gazette médicale, n° 24.

1832. FORGET. — Transactions médicales. Pag. 75. Mémoire sur les accidens causés par la présence de l'Air dans les Voies circutoires.

1833. Gazette médicale. Tome I, n° 35. Article extrait du The american Journal. August. 1832.

1833. OLIVIER. — Dictionnaire de Médecine. Tom. II, pag. 64.

1833. ROUX. — Journal hebdomadaire. Tom. II, pag. 165.

1833. ROCHE et SANSON. — Élémens de Pathologie chirurgicale. 2e édit., tom. I.

1834. BLANDIN. — Traité d'Anatomie topographique. Pag. 221.

1834. JOFFRE. — Gazette médicale. N° 22.

1834. PUTÉGNAT. — Thèse de Paris. (24 mai 1834, n° 156.)

1834. ULRICH. — Journal des connaissances Médico-chirurgicales. (Novembre 1834, pag. 91.)

1835. WINS. — Journal des Connaissances médico-chirurgicales. Pag. 334. Extrait d'un mémoire lu devant la Société de perfectionnement de Boston.

1835. AMUSSAT. — Mémoires de l'Académie royale de médecine. Tom. V, pag. 68.

1836. IMLIN. — Bulletin de la Société anatomique. Pag. 141.

1836. MALGAIGNE. Gazette médicale. 1836, pag. 166.

1836. RIGAUD. — Thèses de Paris. 1836.

1836. MERCIER et VIGLA. — Journal des connaissances médico-chirurgicales. Septembre, pag. 108.

1836. MAGENDIE. — Leçons sur les phénomènes physiques de la vie. 5e leçon, pag. 54.

1836. BOUCHON. — Gazette médicale. tom. IV, pag. 619.

1837. AMUSSAT. — Gazette médicale. Tom. V, pag. 451.

1837. GUÉRETIN. — Thèse de Paris. (8 juillet, n° 194.)

1837. HANDYSIDE. — Journal médical et chirurgical d'Edimbourg. Vol. XLIX, pag. 408.

1837. BOULEY. — Lancette française. (20 juillet, tom. XI, pag. 85.)

1837. MALLE. — Presse médicale. (22 juillet, tom. 1, n°. 58.)

1837. MERCIER. — Gazette médicale. (5 août 1827, tom. V, pag. 481.)

1837. VELPEAU. — Bulletin de l'Académie. Tom. I, pag. 896.

1837. Bulletin de l'Académie royale de médecine. (31 août 1837, n° 22.)

1837. MAUGEIS. — Gazette des Hôpitaux. (31 décembre 1836, n° 149.)

1837. DÉNOT. — Gazette médicale, tom. V, pag. 726.

1838. MUSSEY. — Gazette médicale, pag. 394.

1838. Toulmouche. — Bulletin de l'Académie. Tom. II, pag. 146.

1838. Velpeau. — Gazette médicale, tom. VI, pag. 113.

1838. Amussat. — Idem, tom. VI, pag. 156.

1838. Mercier. — Idem, tom. VI, pag. 236.

1839. Bouley. — Bulletin de l'Académie, n°s 11 et 12.

Et pour la discussion qui a eu lieu à l'Académie de médecine, voyez les Bulletins de l'Académie et la Gazette médicale de 1837 et 1838.

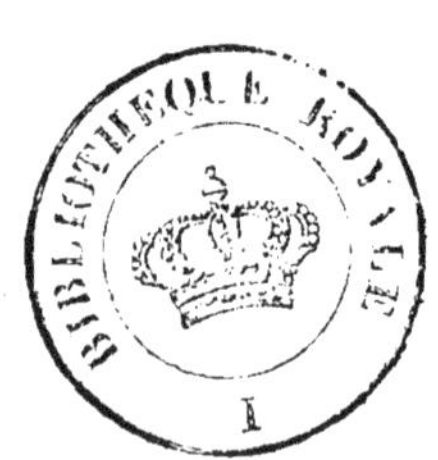

www.ingramcontent.com/pod-product-compliance
Ingram Content Group UK Ltd.
Pitfield, Milton Keynes, MK11 3LW, UK
UKHW020445200726
13857UKWH00002B/577